Brigitte Bräutigam

**Naturkosmetik
Das Rezeptbuch**

Vertrauen ist eine Oase im Herzen, die von der Karawane des Denkens nie erreicht wird.

*Khalil Gibran (1883–1931),
libanesisch-amerikanischer Maler, Philosoph und Dichter*

Brigitte Bräutigam

Naturkosmetik
Das Rezeptbuch

160 Rezepte für Schönheit & Wellness

Anaconda

Die Deutsche Bibliothek verzeichnet diese Publikation in der Deutschen Nationalbibliografie; detaillierte bibliografische Daten sind im Internet unter http://dnb.d-nb.de abrufbar.

Impressum

© 2012 Anaconda Verlag GmbH, Köln
Alle Rechte vorbehalten.
Printed in Austria 2012
ISBN: 978-3-86647-724-7
info@anaconda-verlag.de
www.anacondaverlag.de

Satz, Layout und Umschlaggestaltung: Brigitte Bräutigam, Nürnberg
Lektorat: Heinz W. Pahlke
Bildnachweis: Bildagentur Fotolia: © Ahileos (S. 79), © Alterfalter (S. 61), © amlet (S. 80, 110), © Anastasia Tsarskaya (S. 90), © Anna Liebiedieva (S. 73), © April Cat (S. 44), © Barbara-Maria Damrau (S. 62), © CandyBoxPhoto (S. 36), © Christian Jung (S. 30), © cmfotoworks (S. 59), © Cogipix (S. 60, 108, 113), © cut (S. 43, 102, 109), © digieye (S. 93, 94), © Dmitry (S. 96), © dusk (S. 11), © Emmi (S. 69, 70), © evgenyb (S. 16, 19, 20, 27, 63, 64), © Ewa Brozek (S. 99), © fotostuttgart (S. 141), © Galina Semenko (S. 75, 76), © Galyna Andrushko (S. 47, 48), © HL-Photo (S. 103), © IrisArt (S. 35), © ivan kmit (S. 61), © Ivonne Wierink (S. 58), © Joanna Wnuk (S. 53), © Katarzyna Krawiec (S. 81, 82, 87), © LianeM (S. 58), © Liliia Rudchenko (S. 50), © Magdalena Żurowska (S. 54), © Marén Wischnewski (S. 52, 90), © Matka_Wariatke (S. 85), © Nadzda Postelit (S. 105), © OlgaLIS (S. 57), © Olivier (S. 12), © PhotoSG (S. 112), © Reicher (S. 14), © Robert Kneschke (S. 15), © Shchipkova Elena (S. 135), © studiovespa (S. 89), © Tan Kian Khoon (S. 66, 60, 92), © Teamarbeit (S. 96, 107), © Victoria P. (S. 115), © volff (S. 13, 34), Bildagentur Shotshop: © Birgit Reitz-Hofmann (S. 139)
Umschlagfotos: © foodonpix, © Victoria P., © ivan kmit, © digieye, © OlgaLIS

Haftungsausschluss
Der sachliche Inhalt dieses Buches wurde von der Autorin sorgfältig recherchiert und nach bestem Wissen und Gewissen wiedergegeben. Trotzdem können die Autorin und der Verlag keinerlei Haftung für die Richtigkeit übernehmen. Dieses Buch stellt keine hautärztliche oder ärztliche Beratung dar und ersetzt nicht den Besuch beim Arzt.

Inhaltsverzeichnis

Naturkosmetik im Wandel der Zeit **11**

Einführung **16**

Hygienische Herstellungspraxis **18**

1 Hautcremes **19**
  1.1 Tages- und Nachtcremes für normale Haut und Mischhaut
        Jojobacreme 21
        Kiwicreme 21
        Sesamcreme 22
        Nusscreme 22
  1.2 Tages- und Nachtcremes für fette Haut
        Weintraubencreme 23
        Meersalzcreme 23
        Aloeveracreme 24
        Mohnsamencreme 24
        Vitamincreme 25
        Anti-Akne-Creme 25
  1.3 Tages- und Nachtcremes für trockene Haut
        Karitécreme 26
        Liposomcreme 26
        Olivencreme 27
        Cassiscreme 28
        Sanddorncreme 28
  1.4 Tages- und Nachtcremes für trockene, empfindliche Haut
        Nachtkerzencreme 29
        Babassucreme 29
        Macadamiacreme 30
        Aprikosencreme 31
        Crème de Brazil 31
  1.5 Tages- und Nachtcremes für reife Haut
        Granatapfelcreme 32
        Argancreme 32
        Cerealiscreme 33
        Cranberrycreme 33

Inhaltsverzeichnis

1.6 Tages- und Nachtcremes für geschädigte, sehr trockene Haut
- Regenerationscreme 34
- Stutenmilchcreme 35

1.7 Bodylotionen und Körpercremes
- Bodylotion Pfirsich-Aloe 37
- Bodylotion Wildrose 37
- Avocado-Bodylotion 38
- Calendula-Bodylotion 38
- Bodylotion Karité-Nachtkerze 39
- Vitamin-Bodylotion 39
- Bodylotion Thalasso 40
- Bodylotion Olive-Granatapfel 40
- Argania-Bodyspray 41
- Bodybutter Winterpflaume 41
- Kokosbutter 42
- Coldcream Spezial 43

1.8 Hand- und Fußcremes
- Handcreme Soft Touch 44
- Handbalsam 45
- Fußcreme Silky Smooth 46
- Fußcreme Olive-Hanf 46

2 Gesichtsreinigung 47

2.1 Gesichtsreinigung für normale Haut und Mischhaut
- Calendula-Reinigungsgel 49
- Reinigungsgel Honigmilch 49
- Mangobutter-Cleaning-Bar 49
- Waschcreme Hamamelis-Kamille 50
- Protein-Reinigungsmilch 50

2.2 Gesichtsreinigung für fette Haut
- Thalasso-Reinigungsgel 51
- Hamamelis-Reinigungsgel 51

2.3 Gesichtsreinigung für trockene, reife Haut
- Johanniskraut-Reinigungsgel 52
- Lecithin-Reinigungsgel 52
- Reinigungsmilch Kokossahne 53
- Sheabutter-Cleaning-Bar 54
- Calendula-Waschcreme 54

Inhaltsverzeichnis

2.4 Gesichtsreinigung für empfindliche, trockene Haut
    Reinigungsgel Kamille 55
    Aloevera-Reinigungsgel 55
    Babassu-Reinigungsmilch 56
    Aloevera-Reinigungsmilch 56

2.5 Erfrischende Gesichtswässer
    Hamamelistonic 58
    Verveinetonic 58
    Lavendeltonic 58
    Meersalztonic 59
    Teebaumtonic 59
    Eukalyptustonic 59
    Geranientonic 60
    Myrtentonic 60
    Rosentonic 60
    Gesichtswasser Orangenblüte 61
    Gesichtswasser Linde-Gurke 61
    Johanniskraut-Aloe-Tonic 61
    Gesichtswasser Kamille-Honig 62
    Schafgarbentonic 62
    Melissentonic 62

3 Wirkstoffseren 63
3.1 Hydrodispersionsgele
    Anti-Age-Serum 65
    Multivitamin-Serum 65
    Hydro-Balance-Gel 66

3.2 Aromakosmetische Ölseren
    Wildrosen-Serum 67
    Holunder-Serum 67
    Granatapfel-Serum 67
    Johannisbeer-Serum 67

4 Gesichtsmasken 69
    Ananasmaske 71
    Aprikosenmaske 71
    Bananenmaske 71
    Orangenmaske 71

Inhaltsverzeichnis

    Gurkenmaske 72
    Algenmaske 72
    Papayamaske 72
    Grünteemaske 73
    Ringelblumenmaske 73

5 Deodorants 75
    Deodorant Sensitiv 77
    Basen-Deo 77
    Deocreme I 78
    Deocreme II 78
    Fußdeo-Spray 79
    Fußdeo-Puder 79
    Kühlendes Fußgel 80

6 Sonnenkosmetik 81
6.1 Sonnenkosmetik mit synthetischen Filtersubstanzen
    Sonnenschutzlotion LSF 8 83
    Sonnenschutzlotion LSF 12 83
    Sonnenschutzlotion LSF 16 84
    Sonnenschutzlotion LSF 20 84
6.2 Sonnenkosmetik mit mineralischen Filtersubstanzen
    Sonnenschutzlotion LSF 10 85
    Sonnenschutzlotion LSF 12 85
    Sonnenschutzlotion LSF 14 86
    Sonnenschutzlotion LSF 18 86
    Sonnenschutzlotion LSF 20 87
    Sonnenschutz-Ölgel LSF 20 87
    Sonnenschutz-Cremefluid LSF 20 88
    Lippenpflege mit UV-Schutz 88
6.3 After-Sun-Pflege
    Sonnenbrand-Fluid 90
    Sonnenbrand-Öl 90
    After-Sun-Bodylotion I 91
    After-Sun-Bodylotion II 91
    Bodysplash I 92
    Bodysplash II 92

Inhaltsverzeichnis

7 Wellness **93**
  7.1 Basismischungen für Wellnessbäder
    Badesalz-Basis 1 95
    Badesalz-Basis 2 95
    Badesalz-Basis 3 95
    Badeöl-Basis 1 95
    Badeöl-Basis 2 95
  7.2 Duftmischungen für Wellnessbäder
    Body & Soul 96
    Sweet Harmony 96
    Be Happy 96
    Anti-Stress 96
    Relax 96
    Gute Nacht 96
    Sensibelchen I 97
    Sensibelchen II 97
    Anti-Rheuma I 97
    Anti-Rheuma II 97
    Muntermacher 97
    Anti-Katerstimmung 97
  7.3 Fruchtige Badesalze
    Orange-Sanddorn 98
    Aprikose-Mandel 98
    Joghurt-Ananas 98
    Bananenmilch 98
  7.4 Körperpeelings
    Meersalzpeeling I 99
    Meersalzpeeling II 99
    Vanille-Zucker-Peeling 100
    Peelingmaus 100
  7.5 Wellness-Massageöle
    Massageöl Active 101
    Massageöl Elastic 101
    Massageöl Oriental 101
    Massageöl Body Fit 102
    Massageöl Polarsonne 102

Inhaltsverzeichnis

7.6 Wellness-Massagecremes
Massagecreme Indian Lime 103
Massagecreme Orangenblüte 103
Massagecreme Rosengarten 103
Lavendelbalsam 104
Massagecreme Vanilla 104

8 Heilende Salben & Öle 105
Ringelblumensalbe 107
Arnikasalbe 107
Massageöl »PMS« 108
Massageöl »Schlaf gut« 108
Massageöl »Gelassenheit« 109
Massageöl »Fitness« 109
Vier-Winde-Öl 110
Mentha Fresh Gel 110
Forahsalbe 111
Anti-Pickel-Fluid 111
Erkältungssalbe 112
Schnupfenmischung 113
Nasensalbe 113

9 Rohstoffe im Überblick 115

Anhang 135
Bezugsquellen 136
Literatur 137
Internetadressen 138
Index 140

Naturkosmetik im Wandel der Zeit

Sich pflegen und schön machen ist keine Erfindung unserer Zeit. Schon vor Tausenden von Jahren haben Frauen die Wirkstoffe aus Pflanzen für die Schönheit eingesetzt und sich mit deren Hilfe gepflegt, entspannt und verführerisch gemacht. Ausgrabungsfunde belegen, dass die Wiege der Naturkosmetik im alten Ägypten um 4000 v. Chr. stand. Die Menschen dieser hoch entwickelten Kultur waren bereits in der Lage, flüchtige aromatische Stoffe an pflanzliche und tierische Fette zu binden und daraus Salböle herzustellen. Die Ägypterinnen der höheren Schichten pflegten ihren Körper mit Bädern, Massagen, parfümierten Ölen und Salbungen. Später übernahmen die Griechen das kosmetische Wissen der Ägypter. Sie strebten die Harmonie von einem gesunden Körper und einem gesunden Geist als Lebensideal an. Sie badeten täglich, trieben Sport und achteten sehr auf gesunde Ernährung. Durch Einbeziehung Griechenlands in das Römische Reich wurde das griechische Wissen über die Körperpflege von den Römern übernommen. Sie errichteten Badehäuser und Thermen und wandten erstmals Heißluft- und Wechselduschen an. Im Mittelalter entwickelte sich die Vorliebe für öffentliche Badeanstalten. Diese standen nur der reichen Oberschicht zur Verfügung. Ein »Bader«, die frühe Form der heutigen Kosmetikerin, übernahm alle Aufgaben der Körperpflege. Zur Anwendung kamen vor allem Kräuter in Form von Kompressen, Aufgüssen, Dampfbädern und Badezusätzen.

Die Eroberungszüge der Kreuzritter und die Völkerwanderungen hatten zur Folge, dass sich schwere Infektionskrankheiten verbreiten konnten. Aus Angst vor Ansteckung mit Pest und Cholera wurden die öffentlichen Badeanstalten gemieden. Es begann eine lange Zeit mit mangelnder Körperhygiene. Während der Renaissance- und Barockzeit wurden Duftwässer und Parfüms statt Wasser gegen unangenehmen Körpergeruch verwendet. Erst die Neuentdeckung der Antike brachte die Wende. Die über 500 Jahre ver-

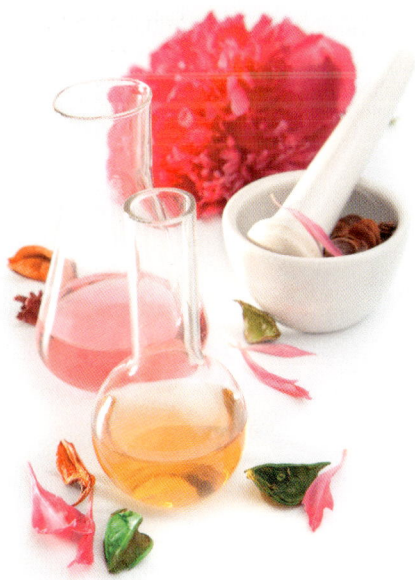

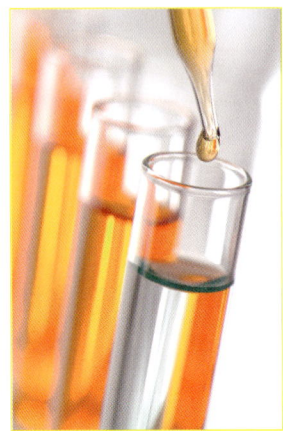

schmähte Seife kam wieder in Mode. Pfarrer Kneipp (1821–1897) setzte in der Gesundheits- und Körperpflege mit Wassergüssen, Wickeln und Bädern neue Maßstäbe.

Mit fortschreitender Industrialisierung Ende des 19. Jahrhunderts ging die jahrtausende alte Ära der Naturkosmetik zu Ende. In den Laboren wurde geforscht und getüftelt. Nach und nach entstanden synthetische Tenside, Emulgatoren, Konservierungs- und andere Hilfsstoffe. Das 20. Jahrhundert bescherte den Verbraucherinnen eine Fülle neuer, »segensreicher« Kosmetikprodukte: 1907 das erste künstliche Haarfärbemittel, 1915 den ersten kommerziellen Lippenstift, 1936 den ersten chemischen Sonnenfilter. Die industrielle Massenherstellung kosmetischer Produkte brachte Vorteile für Kosmetikindustrie und Verbraucher. Duftende Cremes, Lotionen und Duschgele waren durch die Verwendung chemischer Konservierungsstoffe und synthetischer Paraffinöle länger haltbar und wurden zu erschwinglichen Preisen angeboten.

In den 1970er Jahren wandelte sich das Umwelt- und Gesundheitsbewusstsein der Verbraucher. Dies brachte die perfekte Welt der industriellen Kosmetik ins Wanken. Einige der chemischen Konservierungsstoffe entpuppten sich als krebserregende Substanzen. Halogenorganische Verbindungen waren häufig Auslöser von allergischen Reaktionen. Cremes und Lotionen aus chemisch erzeugten Paraffinölen und anderen Erdölprodukten kleisterten die Haut zu und trockneten sie aus. Einige der damals verwendeten Rohstoffe stehen heute auf der Verbotsliste.

Seit dieser Zeit geht der Kosmetiktrend verstärkt zurück zur Natur. Heute hat die Naturkosmetik bereits knapp 10 Prozent des Marktes erobert, und die Nachfrage wächst weiter. Doch was ist eigentlich Naturkosmetik? Im Allgemeinen versteht man unter einer naturkosmetischen Pflege die Verwendung von Produkten, die ausschließlich naturbelassene Zutaten enthalten. Dazu zählt Aromakosmetik, die aus kalt gepressten Pflanzenölen und ätherischen Ölen hergestellt wird.

Auch fettreiche, schwere und klebrige Cremes auf Lanolinbasis und die klassische Coldcream sind reine Naturcremes. Da es kein natürliches, ausreichend wirksames Konservierungsmittel gibt, würden diese Cremes jedoch schnell verderben und wären nicht für den Handel geeignet. Kosmetikprodukte mit so vielen Einschränkungen entsprechen nicht den heutigen Konsumentenvorstellungen. Die Kunden von heute wünschen sich leichte Formulierungen, die schnell einziehen, nicht fettig und nicht klebrig sind. Daher kommt man auch in der Naturkosmetik nicht ohne Chemie aus. Der Begriff »Naturkosmetik« ist jedoch nicht geschützt. Wer gute Produkte kaufen will, muss die Augen offenhalten und sich die Inhaltsstoffe genau ansehen. Nicht alle Döschen und Tübchen mit Pflanzenbildern oder der Werbeaufschrift *»Mit wertvollem Mandelöl«* sind echte Naturkosmetikprodukte. Doch welcher Laie versteht die kryptischen Bezeichnungen der INCI-Liste (INCI = Internationale Nomenklatur für kosmetische Inhaltsstoffe)?

In modernen naturkosmetischen Produkten werden Rohstoffe natürlichen Ursprungs verwendet, die entsprechend aufbereitet wurden. Aber nicht alle chemischen Veränderungen sind nach den Richtlinien des BDIH (Bundesverband Deutscher Industrie- und Handelsunternehmen für Arzneimittel, Reformwaren, Nahrungsergänzungsmittel und Körperpflegemittel e.V.) erlaubt. Der BDIH hat sich zum Ziel gesetzt, Naturkosmetikprodukte nach einem bestimmten Standard auszurichten und nachvollziehbar zu definieren. In zertifizierten Naturkosmetikprodukten dürfen nur bestimmte Ingredienzien verwendet werden. Auch für die Herstellung der Rohstoffe sind enge Grenzen gesetzt. So dürfen Naturkosmetikzutaten nur mittels Hydrolyse, Hydrierung, Veresterung oder sonstigen Spaltungen und Kondensationen gewonnen werden. Wenn Sie sich dazu näher informieren möchten, bietet die Internetseite des BDIH (www.kontrollierte-naturkosmetik.de) umfangreiche Informationen. Sie können sich dort auch die sogenannte Positivliste herunter laden.

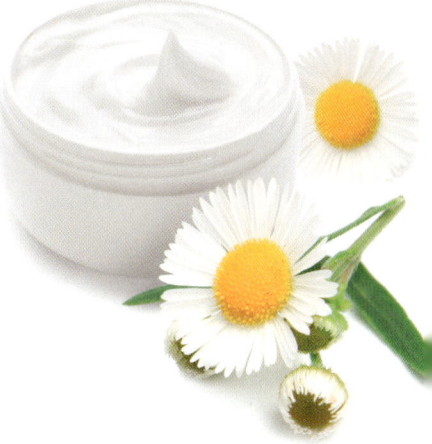

Naturkosmetik im Wandel der Zeit

> Welche Kosmetikzutaten Sie für Ihre Pflege einsetzen, sollte immer Ihre Haut entscheiden dürfen.

Beim Studieren dieser Liste werden Sie einige Rohstoffe aus diesem Buch nicht finden. Die in meinen Rezepturen verwendeten Konservierungsstoffe sowie Harnstoff und Cellulose entsprechen nicht den Richtlinien des BDIH. Harnstoff (Urea) ist das am häufigsten verwendete Feuchthaltemittel in selbst gemachter Kosmetik. Dieser Stoff kommt zwar in der menschlichen Haut vor, wird aber für kosmetische Zwecke synthetisch hergestellt und ist somit in BDIH-konformer Kosmetik nicht zugelassen. Dagegen sind Stoffe wie Sodium PCA, Glycerin und Natriumlaktat als Feuchthaltemittel uneingeschränkt erlaubt. Unsere selbst gemachte Kosmetik muss aber keine BDIH-Standards erfüllen, sondern nur unseren eigenen Wünschen und Vorstellungen entsprechen. Daher verwenden wir in unseren Rezepturen auch Stoffe, die nicht immer den strengen Vorgaben genügen und dennoch nach den neuesten Kenntnissen der Forschung eine gute Hautverträglichkeit aufweisen.

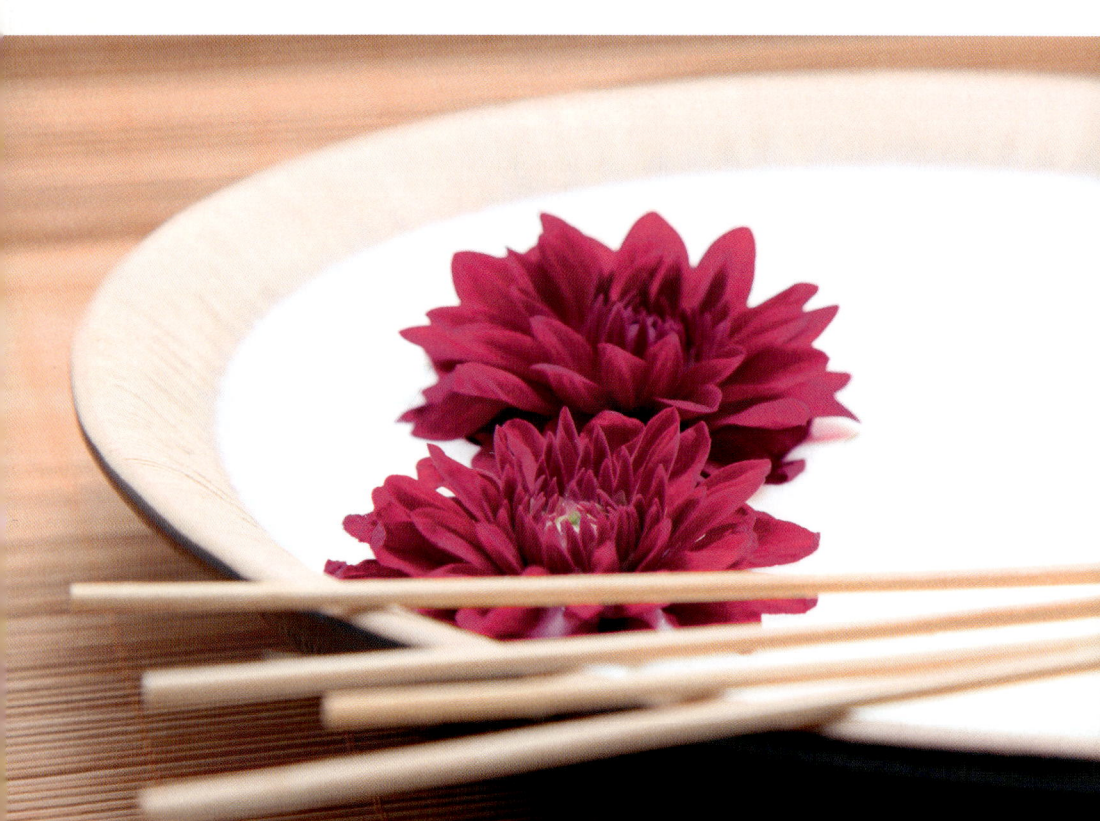

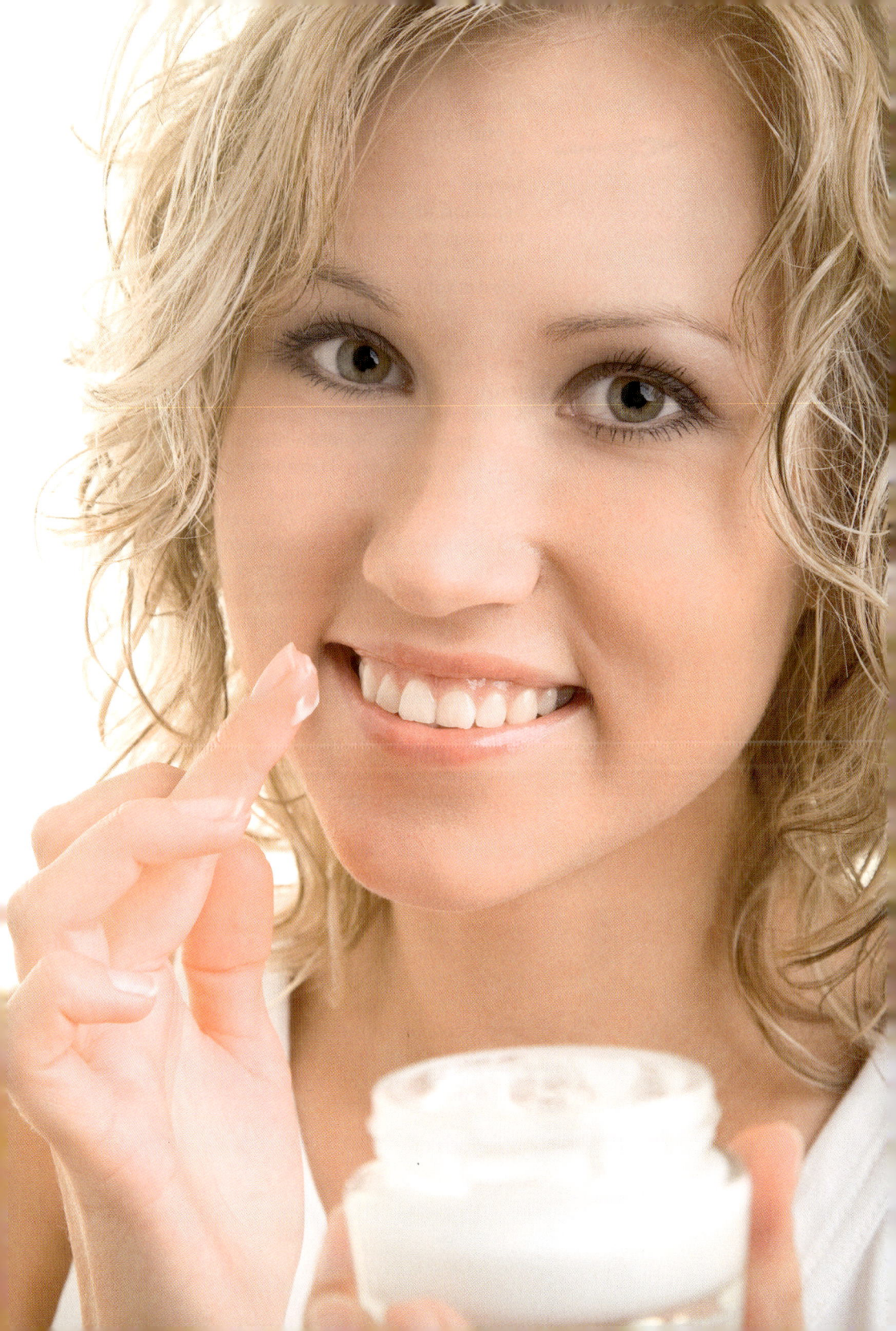

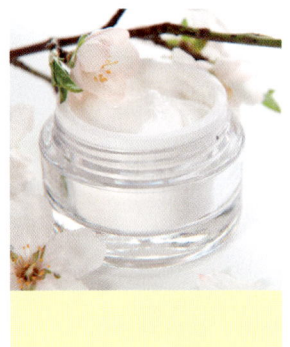

Einführung

Die Rezepte in diesem Buch sind entsprechend einer sinnvollen Verarbeitungsreihenfolge gegliedert, daher habe ich auf ausführliche Zubereitungsanleitungen für jedes einzelne Rezept verzichtet. Sie werden sich dennoch wunderbar zurechtfinden.

Jedes Kapitel führt Sie mit wertvollen Tipps und einer produktspezifischen Kurzanleitung ein. Sollten sich Abweichungen im Herstellungsprozess ergeben, sind diese unter »Tipps« bei den entsprechenden Rezepten notiert. Bevor Sie mit dem Rühren beginnen, lesen Sie bitte das komplette Rezept durch und informieren Sie sich in der Kapiteleinleitung über den allgemeinen Herstellungsprozess. Haben Sie den einen oder anderen Rohstoff nicht zur Hand, können Sie diesen in den meisten Fällen ersetzen. Pflanzenöle können Sie in der Regel problemlos austauschen. Achten Sie jedoch auf ihre Zusammensetzung und wählen Sie Öle mit ähnlichem Fettsäurespektrum. Auch beim Austausch von anderen Rohstoffen sollten Sie deren Wirkung auf Haut und Produkt beachten. Bedenken Sie jedoch, dass sich jede Änderung auf die Konsistenz, das Auftrag- und Einziehverhalten und möglicherweise auch auf die Stabilität des Produkts auswirken kann.

Mein bevorzugter Konservierungsstoff ist Euxyl K 700. Diesen können Sie ebenfalls durch einen anderen Konservierer Ihrer Wahl ersetzen. In einigen Rezepten verwende ich Euxyl PE 9010 (ChemiKons 9010). Er wird immer dann eingesetzt, wenn die Formulierung einen höheren pH-Wert benötigt, denn Euxyl PE 9010 konserviert problemlos bis pH 12. Aufgrund dieser Besonderheit kann er nicht ersetzt werden. Lesen Sie daher immer die Tipps, denn hier finden Sie alle relevanten Infos zum Rezept. Falls Sie auf synthetische Konservierungsstoffe verzichten möchten und Weingeist bevorzugen, berechnen Sie die nötige Alkoholmenge auf Basis der gesamten Wasserphase mit 15 % und verringern Sie die Wassermenge entsprechend.

Das Zubehör für die Kosmetikküche umfasst zwei wichtigen Geräte, auf die ich näher eingehen möchte:

Das Rührgerät: Mein bevorzugtes Rührgerät ist der ESGE-Zauberstab. Er rührt mit seinen 14.000 bzw. 17.000 U/Min. sehr hochtourig und ist dabei auch noch leise. Das Spiralkabel hat sich als sehr praktisch erwiesen, da es beim Rühren weniger stört als ein langes, glattes Kabel. Der Spritzschutz kann abgeschraubt werden, dadurch lässt er sich sehr leicht reinigen. Allerdings ist er nicht für die Reinigung in der Spülmaschine geeignet – er läuft schwarz an. Das Messer bzw. die Quirlscheiben können problemlos in der Maschine gespült werden. Mit dem Zauberstab können Emulsionen ab 50 g im 250-ml-Becherglas (niedrige Form) zubereitet werden. Ich empfehle, nie ohne Spritzschutz zu rühren. Die schnelle Rotation der Messer und Scheiben kann Bechergläser beschädigen, sodass sie zerspringen. Der Zauberstab kostet, je nach Modell, zwischen 70 und 140 Euro. Selbstverständlich können Sie Ihren Handmixer aus dem Küchenschrank ebenso verwenden wie einen eventuell bereits vorhandenen Stabmixer. Diese Geräte bringen jedoch meist nicht so hohe Leistung wie der Zauberstab. Dies bedeutet, dass sich die Rührzeit um drei bis vier Minuten verlängert.

Die Feinwaage: Normalerweise ist eine Waage mit einer 0,1-g-Teilung ausreichend. Einige Rezepte in diesem Buch verwenden teilweise sehr kleine Mengen. Da stoßen die meisten preiswerten Feinwaagen an ihre Grenzen. Besitzen Sie nur eine einfache Feinwaage, können Sie diese kleinen Mengen auch mit der Messerspitze dosieren. Sollten Sie jedoch über den Kauf einer guten Waage nachdenken, empfehle ich Ihnen eine Schulwaage der Firma Kern. Das Modell EMB 600-2 wiegt bis 600 g mit einer Teilung von 0,01 g und kostet etwa 125 bis 140 Euro. Diese Waage ist sehr robust. Sie schaltet nicht so schnell in den Stromsparmodus, die spezielle Bauweise verhindert, dass Flüssigkeiten ins Innere gelangen.

Weiterführende Informationen zu den Basics und ausführliche Rührkurse finden Sie im Internet auf www.hobby-kosmetik.de und in meinem Buch »Lotion, Creme & Badeschaum« (siehe Literaturverzeichnis)

Ihrer Hautgesundheit zuliebe ist es unerlässlich, die wichtigsten Regeln der hygienischen Herstellungspraxis immer im Blick zu behalten. Die beste Konservierungsstrategie wird häufig durch unzureichende Hygiene und/oder verunreinigte oder überlagerte Rohstoffe zunichte gemacht.

Hygienische Herstellungspraxis

- Reinigen Sie die Arbeitsfläche gründlich mit einem handelsüblichen Reinigungsmittel. Sprühen Sie die Arbeitsfläche mit Isopropylalkohol ein. Legen Sie den Arbeitsbereich mit Zellstofftüchern oder frisch gewaschenen Geschirrtüchern aus.

- Waschen Sie Ihre Hände gründlich mit Seife.

- Reinigen Sie alle benötigten Utensilien mit heißem Wasser und lassen Sie diese an der Luft trocknen. Anschließend sprühen Sie alle Teile, die mit den Rohstoffen in Berührung kommen, großzügig mit Isopropylalkohol ein.

- Ziehen Sie Einweghandschuhe über und sprühen Sie diese ebenfalls mit Alkohol ein.

- Destilliertes oder entmineralisiertes Wasser muss vor Gebrauch immer abgekocht werden, um den größten Teil der Keime zu eliminieren. Es ist auch empfehlenswert, bereits geöffnete Hydrolate einmal kurz aufzukochen.

- Entnehmen Sie Rohstoffe immer mit einem Löffel oder Spatel, niemals mit den Händen.

- Verwenden Sie für jeden Rohstoff einen frischen oder frisch desinfizierten Löffel.

- Verwenden Sie zum Abstreifen zäher Substanzen einen zweiten Löffel oder Spatel.

- Verschließen Sie Rohstoffdosen und -flaschen nach Gebrauch sorgfältig und vermeiden Sie Verunreinigungen durch Fremdkörper.

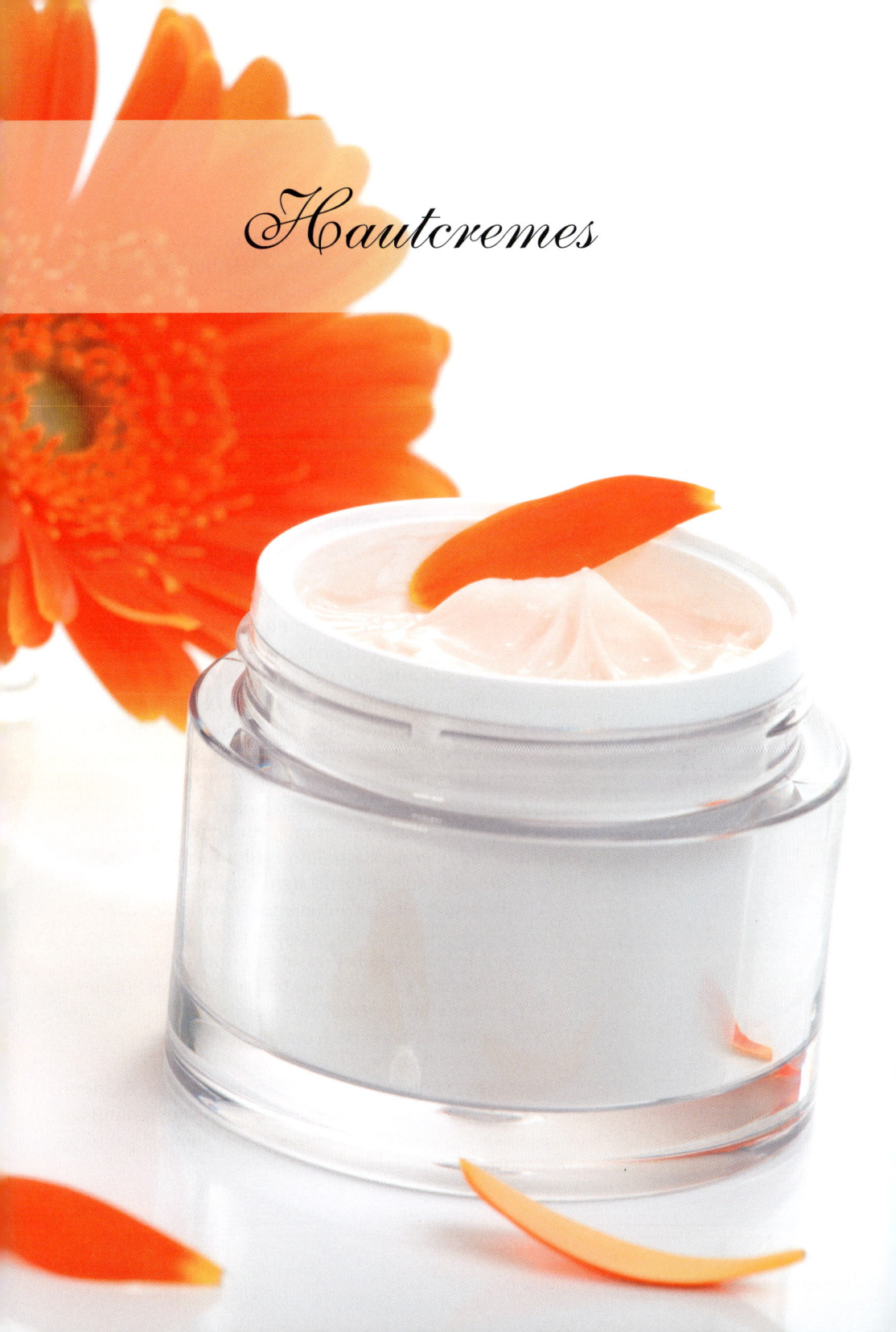

Hautcremes

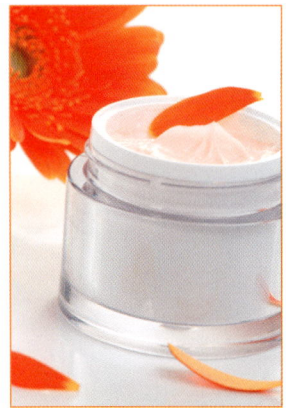

Kurzanleitung Cremezubereitung

Phase A: Gelbildner, falls genannt, in Weingeist oder Glycerin dispergieren. Alle Wirkstoffe im Wasser lösen und unter Rühren mit dem Spatel zur Alkoholmischung gießen. Glas beiseitestellen.

Phase B: Alle Fette, Öle (bis auf Butter und Wirkstofföle) und Emulgatoren in einem Glas mischen. Butter und Wirkstofföle separat abwiegen und beiseitestellen. Wenn unter Phase B genannt, Gelbildner abwiegen und beiseitestellen.

Die Phase C besteht in den meisten Fällen aus destilliertem Wasser oder einem Hydrolat. Bei einigen Rezepten ist hier auch der Emulgator TegoCare CG 90 genannt. Er wird immer im Wasser geschmolzen. Wiegen Sie das Wasser in ein Becherglas und geben Sie, wenn genannt, den Emulgator hinzu.

Die Phasen B und C im heißen Wasserbad erhitzen, bis alle Fette klar geschmolzen sind. Topf vom Herd ziehen, Gläser drin stehen lassen. Butter und Wirkstofföle zugeben und ebenfalls schmelzen. Beide Gläser aus dem Wasserbad nehmen, Fettphase mit dem Mixer kurz durchrühren und Wasser zugießen – entweder in dünnem Strahl oder nach der One-Pot-Methode. Rührzeit: mit dem Handmixer ca. 4 bis 5 Minuten, mit dem Zauberstab ca. 1 Minute.

Emulsion im kalten Wasserbad unter Rühren mit einem Spatel auf 30 °C abkühlen. Phase A in kleinen Portionen in die Emulsion einarbeiten und mit den restlichen Zutaten nach und nach ergänzen.

Messen Sie immer den pH-Wert der fertigen Emulsion, wenn Sie pH-Wert-empfindliche Konservierungsstoffe verwenden. Diese sind nur zwischen pH 5 und 5,5 ausreichend wirksam.

HAUTCREMES

Jojobacreme

Phase A
5 g abgekochtes, destilliertes Wasser, auf 30 °C abgekühlt
1 g D-Panthenol
1,5 g Glycerin
0,1 g Aloevera 200:1
Phase B
2 g Aprikosenkernöl
1 g Distelöl
2 g Jojobaöl
3 g Neutralöl
2 g Glycerinstearat SE
0,5 g Tegosoft MM
0,5 g Walratersatz
2 g Sheabutter
0,1 g Xanthan oder Guarkernmehl
Phase C
29 g abgekochtes, destilliertes Wasser
Phase D
10 Tr. Euxyl K 700
1 Tr. Milchsäure
5–7 Tr. ätherische Öle

> Feuchtigkeitscreme mit 25 % Fettphase für normale Haut und Mischhaut. Sie befeuchtet die Haut sehr gut, wirkt leicht mattierend, lässt sich gut verteilen und zieht sehr schnell ein.

Kiwicreme

Phase A
5 g abgekochtes, destilliertes Wasser, auf 30 °C abgekühlt
1 g Niacinamid
1 g D-Panthenol
Phase B
3 g Reiskeimöl
1 g Jojobaöl
3 g Babassuöl
0,5 g Tegosoft MM
0,5 g Cetylalkohol
2 g Glycerinstearat SE
2,5 g Mangobutter
1,5 g Kiwisamenöl
0,1 g Xanthan oder Guarkernmehl
Phase C
27 g abgekochtes, destilliertes Wasser
Phase D
1 g Vitamin-E-Acetat
10 Tr. Euxyl K 700
1 Tr. Milchsäure
5–7 Tr. ätherische Öle

> Creme mit 28 % Fettphase für normale Haut und Mischhaut mit Tendenz zu Unreinheiten. Sie hilft die Talgproduktion zu regulieren und die Hautfeuchtigkeit zu erhöhen.
>
> Kiwisamenöl führen nur wenige Händler. Ich kaufe es bei www.nature.de oder www.dragonspice.de

Tages- und Nachtcremes für normale Haut und Mischhaut

HAUTCREMES

> Creme mit 25 % Fettphase für normale Haut und Mischhaut mit Tendenz zu Trockenheit. Die leichte Creme zieht sehr gut ein und hinterlässt ein zartes, angenehm gecremtes Hautgefühl.

Sesamcreme

Phase A
3 g Sesamöl
2 g Dermafeel-Öl
1 g Jojobaöl
2 g Xyliance
3 g Mangobutter
1,5 g Sanddornkernöl
0,1 g Xanthan oder Guarkernmehl

Phase B
35 g abgekochtes, destilliertes Wasser
0,1 g Allantoin

Phase C
5 Tr. α-Bisabolol
1 g Sodium PCA
10 Tr. Euxyl K 700
1 Tr. Milchsäure
5–7 Tr. ätherische Öle

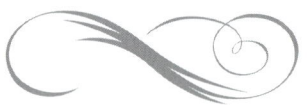

> Creme mit 28 % Fettphase für normale Haut und Mischhaut. Die Creme pflegt intensiv, wirkt reichhaltig und zieht dennoch sehr gut ein. Sie hinterlässt ein sehr seidiges, glattes Hautgefühl.

Nusscreme

Phase A
5 g abgekochtes, destilliertes Wasser, auf 30 °C abgekühlt
1,5 g Harnstoff
1 g Glycerin
1 g D-Panthenol

Phase B
2,5 g Mandelöl
2,5 g Babassuöl
2 g Squalan
2 g Walnussöl
2 g Xyliance
3 g Sheabutter

Phase C
25,5 g abgekochtes, destilliertes Wasser

Phase D
1 g Vitamin-E-Acetat
10 Tr. Euxyl K 700
1 Tr. Milchsäure
5–7 Tr. ätherische Öle

HAUTCREMES

Weintraubencreme

Phase A
1,5 g Glycerin
0,4 g Xanthan transparent
5 g abgekochtes, destilliertes Wasser, auf 30 °C abgekühlt
5 Tr. α-Bisabolol
1 g D-Panthenol
0,5 g Nachtkerzenöl
Phase B
0,5 g Jojobaöl
1 g Babassuöl
1 g Traubenkernöl
0,5 g Tegosoft PSE 141
1 g Tegosoft MM
Phase C
36 g abgekochtes, destilliertes Wasser
0,5 g TegoCare CG 90
Phase D
10 Tr. Euxyl K 700
1 Tr. Milchsäure
4–6 Tr. ätherische Öle

> Feuchtigkeitscreme mit 10 % Fettphase. Das ultraleichte Cremegel hilft den Talgfluss zu regulieren und beugt Entzündungen vor.
> Tipp: Die Konsistenz der Creme ist ideal zur Abfüllung in Tuben oder Pumpspender.

Meersalzcreme

Phase A
1,5 g Glycerin
0,5 g Xanthan transparent
5 g abgekochtes, destilliertes Wasser, auf 30 °C abgekühlt
0,4 g Totes-Meer-Salz
0,1 g Allantoin
1 g D-Panthenol
Phase B
1 g Jojobaöl
1,5 g Sojaöl
1,5 g Dermafeel-Öl
1 g Hanföl
1 g Cetylalkohol
1 g Mangobutter
Phase C
33 g abgekochtes, destilliertes Wasser
0,5 g TegoCare CG 90
Phase D
10 Tr. Euxyl K 700
1 Tr. Milchsäure
4–6 Tr. ätherische Öle

> Creme mit 15 % Fettphase. Die leichte Feuchtigkeitscreme beugt Entzündungen vor, zeigt positive Wirkung auf den Verhornungsprozess und den Talgabfluss. Sie trägt sich sehr leicht auf, zieht rasch ein und hinterlässt keinen Glanz auf der Haut.

Tages- und Nachtcremes für fette Haut

Hautcremes

Aloeveracreme

Creme mit 20 % Fettphase für fette Haut. Die leichte Feuchtigkeitscreme mattiert die Haut, zieht sehr schnell ein und hinterlässt ein *fettarmes* Hautgefühl.

Tipp: Für diese Creme sind nicht alle Konservierungsmittel geeignet, da der pH-Wert nicht gesenkt werden darf. Alternativ können Sie Paraben K verwenden.

Phase A
5 g abgekochtes, destilliertes Wasser, auf 30 °C abgekühlt
0,05 g Aloevera 200:1
0,1 g Allantoin
1,5 g D-Panthenol

Phase B
2 g Distelöl
2,5 g Dermafeel-Öl
1 g Jojobaöl

2 g Tegomuls
0,5 g Walratersatz
2 g Mangobutter
0,1 g Xanthan oder Guarkernmehl

Phase C
32,5 g abgekochtes, destilliertes Wasser

Phase D
10 Tr. Euxyl PE 9010
5–6 Tr. ätherische Öle

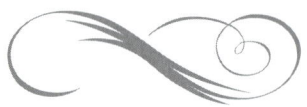

Mohnsamencreme

Creme mit 20 % Fettphase für fette Haut. Die leichte Creme bindet außerordentlich gut Feuchtigkeit in der Haut, zieht sehr schnell ein und hinterlässt ein glattes, gepflegtes Hautgefühl.

Phase A
1,5 g Babassuöl
1 g Marulaöl
1 g Isopropylmyristat
2,5 g Mohnsamenöl
0,5 g Walratersatz
1,5 g Glycerinstearat SE
0,5 g Tegosoft PSE 141
1,5 g Sheabutter
0,1 g Xanthan oder Guarkernmehl

Phase B
36 g abgekochtes, destilliertes Wasser

Phase C
1 g Sodium PCA
1 g D-Panthenol
1 g Vitamin-E-Acetat
10 Tr. Euxyl K 700
1 Tr. Milchsäure
5–6 Tr. ätherische Öle

HAUTCREMES

Vitamincreme

Phase A
5 g abgekochtes, destilliertes Wasser, auf 30 °C abgekühlt
1 g Niacinamid
1 g D-Panthenol
Phase B
2 g Sonnenblumenöl
1 g Jojobaöl
2 g Neutralöl
1,5 g Squalan
2 g Tegomuls
1 g Cetylalkohol
1,5 g Sheabutter
0,1 g Xanthan oder Guarkernmehl
Phase C
31 g abgekochtes, destilliertes Wasser
Phase D
1 g Vitamin-E-Acetat
1 g Vitamin-A-Palmitat
10 Tr. Euxyl PE 9010
5–7 Tr. ätherische Öle

> Creme mit 22 % Fettphase für fette Haut. Die leichte Creme hilft, den Verhornungsprozess zu regulieren, lässt sich gut verteilen, zieht sehr schnell ein, ohne Glanz zu hinterlassen.
> Tipp: Für diese Creme sind nicht alle Konservierer geeignet, da der pH-Wert nicht gesenkt werden darf. Alternativ können Sie Paraben K verwenden.

Anti-Akne-Creme

Phase A
10 g Myrtenhydrolat
2 g Niacinamid
1,5 g D-Panthenol
Phase B
0,4 g Xanthan transparent
0,1 g Kieselsäure
0,15 g Pirocton Olamin
5 g Weingeist
Phase C
2 g Neutralöl
1,5 g Dermafeel-Öl
2 g Traubenkernöl
1 g Tegosoft MM
Phase D
22 g Myrtenhydrolat
0,75 g TegoCare CG 90
Phase E
1 g Vitamin-A-Palmitat
10 Tr. Euxyl PE 9010
1 Tr. Manuka
2 Tr. Zitrone
2 Tr. Lavendel

> Creme mit 15 % Fettphase für fette Haut mit Akne. Das leichte Cremegel wirkt antibakteriell und heilungsfördernd bei entzündeten Akneknötchen.

Tages- und Nachtcremes für fette Haut

HAUTCREMES

> Creme mit 25 % Fettphase für trockene, feuchtigkeitsarme Haut. Die leichte und dennoch reichhaltig wirkende Creme hinterlässt einen zarten Pflegefilm und schützt die Haut vor dem Austrocknen. Sie unterstützt die Hautregeneration nachhaltig.

Karitécreme

Phase A
2,5 g abgekochtes, destilliertes Wasser, auf 30 °C abgekühlt
1,5 g Harnstoff
1 g Glycerin
1 g Natriumlaktat

Phase B
2 g Sheanussöl
3,5 g Neutralöl
1,5 g Squalan
2,5 g Emulsan
0,5 g Walratersatz

2 g Sheabutter
0,5 g Wildrosenöl
0,1 g Xanthan oder Guarkernmehl

Phase C
30 g abgekochtes, destilliertes Wasser

Phase D
0,5 g Vitamin-E-Acetat
1 Tr. Milchsäure
10 Tr. Euxyl K 700
7 Tr. ätherische Öle

> Reichhaltige Creme mit 30 % Fettphase für trockene, feuchtigkeitsarme Haut. Die Creme zieht trotz des hohen Fettgehalts gut ein und hinterlässt ein angenehm gepflegtes Hautgefühl.
> Tipp: Sodium PCA kann durch Harnstoff ersetzt werden.

Liposomcreme

Phase A
2,5 g abgekochtes, destilliertes Wasser, auf 30 °C abgekühlt
1 g D-Panthenol
1,5 g Sodium PCA
0,5 g Vitamin E
1,5 g Lipoderminkonzentrat

Phase B
2,5 g Avocadoöl
3,5 g Babassuöl
1,5 g Isopropylmyristat

0,5 g Lanolin
2,5 g Emulsan
3,5 g Sheabutter
1 g Hanföl
0,1 g Xanthan oder Guarkernmehl

Phase C
27 g abgekochtes, destilliertes Wasser

Phase D
1 Tr. Milchsäure
10 Tr. Euxyl K 700
7 Tr. ätherische Öle

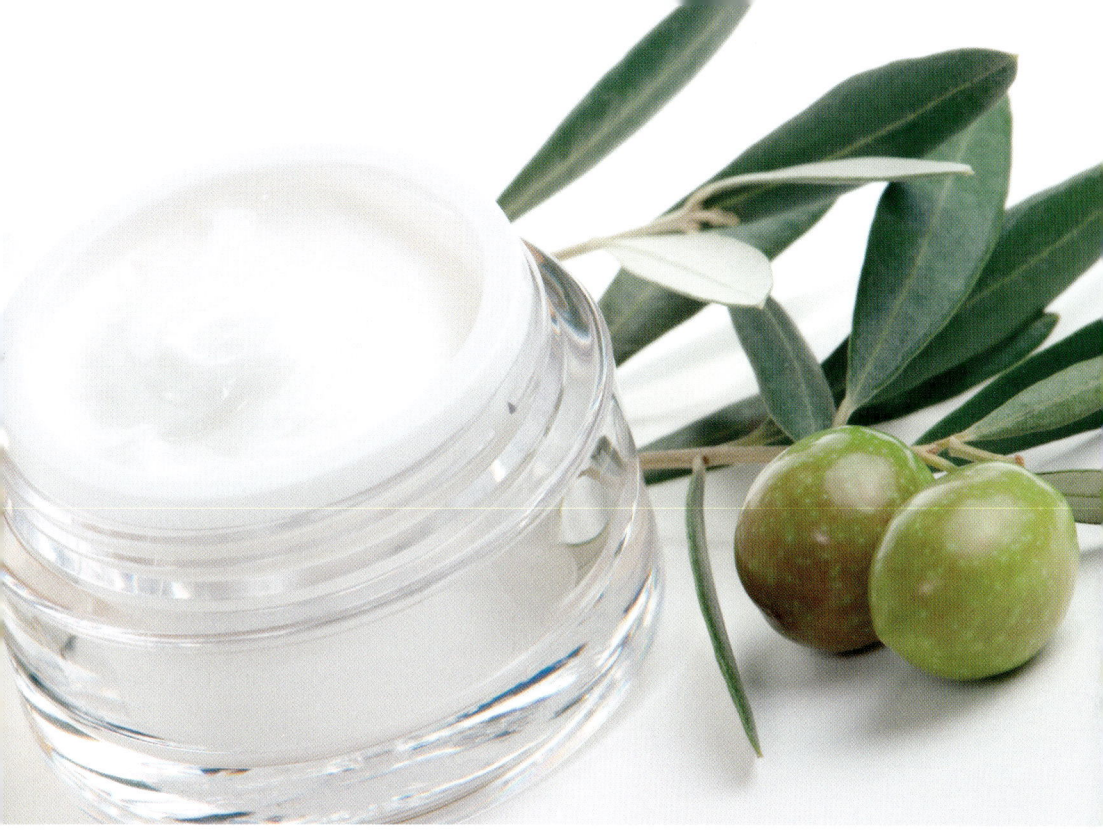

Olivencreme

Phase A
5 g abgekochtes, destilliertes Wasser, auf 30 °C abgekühlt
1 g Glycerin
1,5 g Harnstoff
2,5 g Niacin

Phase B
3 g Olivenöl
5 g Neutralöl
2 g Dermafeel-Öl
2 g Tego SMS
0,5 g Tegosoft PSE 141

0,5 g Cetylalkohol
3 g Sheabutter
1,5 g Hanföl
0,1 g Xanthan oder Guarkernmehl

Phase C
21,5 g abgekochtes, destilliertes Wasser
10 Tr. Euxyl K 700
1 Tr. Milchsäure

Phase D
7 Tr. ätherische Öle

> Reichhaltige W/O-Creme mit 35 % Fettgehalt. Sie wirkt gehaltvoll und zieht dennoch sehr gut ein. Die Olivencreme ist eine ausgesprochen gute Schutz- und Regenerationscreme für sehr trockene, fettarme, raue und rissige Haut.

Cassiscreme

> Reichhaltige Creme mit 30 % Fettphase für trockene, fettarme Haut. Sie glättet die Haut, unterstützt die Regeneration der Hautbarriere, spendet Feuchtigkeit und hinterlässt ein weiches Hautgefühl.
>
> Tipp: Kakaobutter können Sie durch Shea- oder Mangobutter ersetzen.

Phase A
2,5 g abgekochtes, destilliertes Wasser, auf 30 °C abgekühlt
1,5 g Harnstoff
1 g Natriumlaktat

Phase B
3,5 g Macadamianussöl
5 g Neutralöl
1 g Avocadin
2,5 g Lamecreme
2 g Kakaobutter

1 g Johannibeersamenöl
0,1 g Xanthan oder Guarkernmehl

Phase C
28 g abgekochtes, destilliertes Wasser

Phase D
1 g Vitamin-E-Acetat
1 Tr. Milchsäure
10 Tr. Euxyl K 700
7 Tr. ätherische Öle

Sanddorncreme

> Creme mit 35 % Fettgehalt für trockene, fettarme Haut. Sie stärkt die Barrierefunktion und regt die Zellneubildung an. Die Creme ist zur Nachtpflege besonders gut geeignet.

Phase A
2,5 g abgekochtes, destilliertes Wasser, auf 30 °C abgekühlt
1 g Glycerin
1 g D-Panthenol

Phase B
3 g Mandelöl
5 g Babassuöl
1,5 g Arganöl
1,5 g Isopropylmyristat
3,5 g Lamecreme
2,5 g Sheabutter

5 Tr. Sanddornfruchtfleischöl
0,1 g Xanthan oder Guarkernmehl

Phase C
26 g abgekochtes, destilliertes Wasser

Phase D
1 g Vitamin-E-Acetat
1 Tr. Milchsäure
10 Tr. Euxyl K 700
7 Tr. ätherische Öle

HAUTCREMES

Nachtkerzencreme

Phase A
4 g abgekochtes, destilliertes Wasser, auf 30 °C abgekühlt
0,1 g Allantoin
2 g Sodium PCA
0,5 g Ectoin

Phase B
2,5 g Mandelöl
4 g Neutralöl
1 g Squalan
2 g Montanov 68

2,5 g Mangobutter
0,5 g Nachtkerzenöl
0,1 g Xanthan oder Guarkernmehl

Phase C
30 g abgekochtes, destilliertes Wasser

Phase D
1 Tr. Milchsäure
10 Tr. Euxyl K 700
5 Tr. ätherische Öle

> Leichte Feuchtigkeitscreme mit 25 % Fettphase. Die Creme hat eine sahnige Textur und zieht sehr gut ein, sie hinterlässt ein glattes, weiches und gut gepflegtes Hautgefühl.
> Tipp: Sodium PCA kann durch Harnstoff ersetzt werden.

Babassucreme

Phase A
3 g abgekochtes, destilliertes Wasser, auf 30 °C abgekühlt
0,05 g Aloevera 200:1
1 g Glycerin
5 Tr. α-Bisabolol

Phase B
2,5 g Aprikosenkernöl
1,5 g Jojobaöl
4 g Babassuöl
1 g Kukuinussöl

1 g Isopropylmyristat
2,5 g Montanov 68
2,5 g Cupuacubutter
0,1 g Xanthan oder Guarkernmehl

Phase C
30 g abgekochtes, destilliertes Wasser

Phase D
1 Tr. Milchsäure
10 Tr. Euxyl K 700
5 Tr. ätherische Öle

> Reichhaltige Creme mit 30 % Fettgehalt für empfindliche, trockene Haut. Sie schützt vor Feuchtigkeitsverlust, unterstützt den Ceramidaufbau, stärkt die Barrierefunktion und lindert Hautirritationen.

Tages- und Nachtcremes für trockene, empfindliche Haut

HAUTCREMES

> Creme mit 30 % Fettphase für empfindliche Haut. Trotz des relativ hohen Fettgehalts wirkt die Creme sehr leicht auf der Haut und zieht sehr schnell ein.

Macadamiacreme

Phase A
3 g Macadamianussöl
2 g Jojobaöl
3 g Neutralöl
1,5 g Dermafeel-Öl
1 g Walratersatz
1 g Tegosoft PSE 141
2 g Sheabutter
0,5 g Borretschsamenöl
1 g Emulprot

Phase B
30,5 g abgekochtes, destilliertes Wasser

Phase C
1,5 g D-Panthenol
1,5 g Glycerin
0,5 g Vitamin-E-Acetat
1 Tr. Milchsäure
10 Tr. Euxyl K 700
5 Tr. ätherische Öle

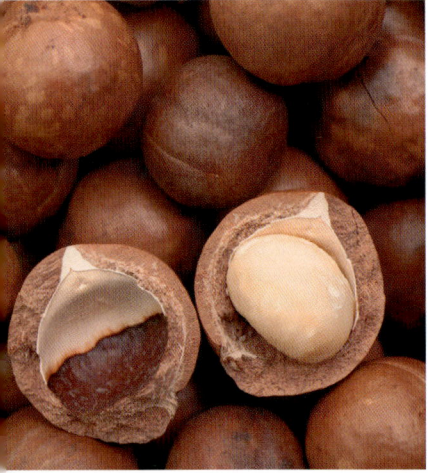

Zubereitung: Alle Bestandteile der Phase A, außer die letzten drei, mischen und auf 70 °C erhitzen. Darin Emulprot klümpchenfrei dispergieren. Anschließend Sheabutter und Borretschöl zugeben und sanft schmelzen. Phase B: Wassser ebenfalls auf 70 °C erhitzen und unter Rühren mit dem Zauberstab zu Phase A gießen, 1 Min. emulgieren. Emulsion im kalten Wasserbad auf 30 °C abkühlen und mit Phase C ergänzen.

HAUTCREMES

Aprikosencreme

Phase A
0,25 g Xanthan transparent
1,5 g Glycerin
5 g abgekochtes, destilliertes Wasser, auf 30 °C abgekühlt
1,5 g Harnstoff
1 g Natriumlaktat

Phase B
2 g Aprikosenkernöl
2 g Neutralöl
1,5 g Avocadin
1,5 g Squalan
0,5 g Tegosoft PSE 141
1,5 g Tegosoft MM
3 g Sheabutter

Phase C
27,5 g abgekochtes, destilliertes Wasser
0,5 g TegoCare CG 90

Phase D
10 Tr. Euxyl K 700
1 Tr. Milchsäure
4 Tr. ätherische Öle

> Feuchtigkeitscreme mit 25 % Fettphase für empfindliche Haut. Sie stärkt die Barrierefunktion und spendet reichlich Feuchtigkeit. Die Creme zieht sehr schnell ein und hinterlässt ein glattes, weiches Hautgefühl.

Crème de Brazil

Phase A
1,5 g Glycerin
0,25 g Xanthan transparent
5 g abgekochtes, destilliertes Wasser, auf 30 °C abgekühlt
1 g D-Panthenol
0,5 g Vitamin-E-Acetat
8 Tr. α-Bisabolol

Phase B
2,5 g Avocadoöl
4 g Babassuöl
1 g Traubenkernöl
2 g Jojobaöl
0,75 g Stearinsäure
4 g Cupuacubutter

Phase C
25,5 g abgekochtes, destilliertes Wasser
0,75 g TegoCare CG 90

Phase D
1 Tr. Milchsäure
10 Tr. Euxyl K 700
4 Tr. ätherische Öle

> Reichhaltige Creme mit 30 % Fettphase für empfindliche Haut. Sie unterstützt die Barrierefunktion, lindert Hautreizungen. Die Creme zieht gut ein und hinterlässt ein zartes, gut gepflegtes Hautgefühl.

Tages- und Nachtcremes für trockene, empfindliche Haut

Hautcremes

> Creme mit 25 % Fettphase für reife, feuchtigkeitsarme Haut. Die sahnige Creme lässt sich gut verteilen und zieht sehr schnell ein. Sie wirkt leicht straffend und hinterlässt ein glattes, geschmeidiges, gut gepflegtes Hautgefühl.

Granatapfelcreme

Phase A
5 g abgekochtes, destilliertes Wasser, auf 30 °C abgekühlt
1 g Sodium PCA
1,5 g Seidenprotein
1,5 g Granatapfelkernöl
1 g Vitamin-E-Acetat
1,5 g Lipoderminkonzentrat

Phase B
2,5 g Neutralöl
2 g Sojaöl

2 g Sheaöl
2 g Montanov 68
2,5 g Mangobutter
0,1 g Xanthan oder Guarkernmehl

Phase C
26,5 g abgekochtes, destilliertes Wasser

Phase D
10 Tr. Euxyl K 700
1 Tr. Milchsäure
5–7 Tr. ätherische Öle

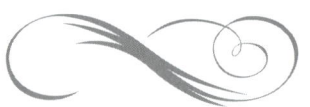

> Creme mit 30 % Fettphase für reife, trockene Haut. Die reichhaltige Creme verbessert das Feuchthaltevermögen, befeuchtet außerordentlich gut, unterstützt den Ceramidaufbau und begünstigt den Regenerationsprozess der Haut.

Argancreme

Phase A
5 g abgekochtes, destilliertes Wasser, auf 30 °C abgekühlt
1 g Harnstoff
1 g Glycerin
1 g Natriumlaktat
5 Tr. Milchsäure

Phase B
2,5 g Babassuöl
3 g Arganöl
2,5 g Kukuinussöl

1,5 g Isopropylmyristat
2,5 g Montanov 68
3 g Sheabutter
0,1 g Xanthan oder Guarkernmehl

Phase C
25 g abgekochtes, destilliertes Wasser

Phase D
1 g Vitamin-E-Acetat
10 Tr. Euxyl K 700
5–6 Tr. ätherische Öle

HAUTCREMES

Cerealiscreme

Phase A
0,1 g Hyaluronsäure, hochmolekular
1,5 g Glycerin
5 g abgekochtes, destilliertes Wasser, auf 30 °C abgekühlt
1,5 g Sodium PCA
1 g D-Panthenol
1 g Vitamin-A-Palmitat

Phase B
1,5 g Jojobaöl
2 g Weizenkeimöl
3 g Dermafeel-Öl
3 g Reiskeimöl
0,5 g Cetylalkohol
2,5 g Emulsan
2,5 g Mangobutter
0,1 g Xanthan oder Guarkernmehl

Phase C
24 g abgekochtes, destilliertes Wasser

Phase D
10 Tr. Euxyl K 700
1 Tr. Milchsäure
5–6 Tr. ätherische Öle

> Creme mit 30 % Fettphase für reife Haut. Die reichhaltige Creme regt die Zellneubildung an, reguliert den Hautstoffwechsel, festigt das Gewebe und reguliert die Collagen- und Keratinbildung in der Hornschicht. Die Creme zieht gut ein, wirkt jedoch sehr reichhaltig und ist daher gut zur Nachtpflege geeignet.

Cranberrycreme

Phase A
5 g abgekochtes, destilliertes Wasser, auf 30 °C abgekühlt
1,5 g Harnstoff
1 g Glycerin
1 g D-Panthenol
10 Tr. Nuratin P

Phase B
2,5 g Camelliaöl
2 g Avellanaöl
2 g Squalan
2,5 g Neutralöl
0,5 g Cetylalkohol
3 g Emulsan
3 g Cupuacubutter
2 g Preiselbeersamenöl
0,1 g Xanthan oder Guarkernmehl

Phase C
22,5 g abgekochtes, destilliertes Wasser

Phase D
10 Tr. Euxyl K 700
1 Tr. Milchsäure
5–7 Tr. ätherische Öle

> Creme mit 35 % Fettphase für reife, fettarme Haut. Die reichhaltige Creme unterstützt die Regenerations- und Stoffwechselprozesse der Haut, befeuchtet sie nachhaltig und hinterlässt ein glattes, geschmeidiges Hautgefühl.

Hautcremes

> Intensiv pflegende Creme mit 35 % Fettphase. Die ausgewogene Mischung pflanzlicher Öle und feuchtigkeitsbindender Wirkstoffe beschleunigt die Regeneration geschädigter, sehr trockener Haut.

Regenerationscreme

Phase A
8 g abgekochtes, destilliertes Wasser, auf 30 °C abgekühlt
1,5 g Harnstoff
0,25 g Aloevera 200:1
2,5 g Niacinamid

Phase B
3,25 g Weingeist
0,15 g Hyaluronsäure niedermolekular
0,05 g Xanthan transparent

Phase C
1,5 g Jojobaöl
3 g Avocadoöl

3 g Babassuöl
0,5 g Isopropylmyristat
2 g Lanolin
3 g Montanov 68
0,5 g Walratersatz
2,5 g Sheabutter
1,5 g Nachtkerzenöl

Phase D
16 g abgekochtes, destilliertes Wasser

Phase E
1 Tr. Milchsäure
10 Tr. Euxyl K 700
1 Tr. Lavendel fein
1 Tr. Geranium
1 Tr. Sandelholz
2 Tr. Petitgrain

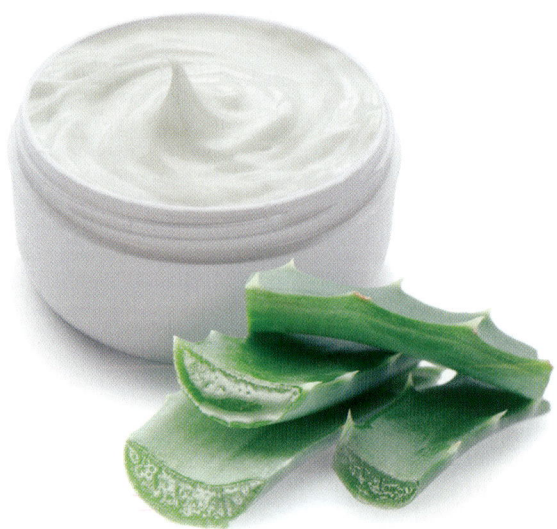

Tages- und Nachtcremes für geschädigte, sehr trockene Haut

Hautcremes

Stutenmilchcreme

Phase A
5 g abgekochtes, destilliertes Wasser, auf 30 °C abgekühlt
1,5 g Sodium PCA
2,5 g Harnstoff
0,75 g Ectoin
3,5 g Weingeist
0,15 g Hyaluronsäure, niedermolekular
0,05 g Xanthan transparent

Phase B
1,5 g Jojobaöl
1,5 g Avellanaöl
2 g Avocadoöl
1 g Squalan

2 g Lanolin
0,5 g Walratersatz
2 g Montanov 68
2,5 g Sheabutter
1 g Wildrosenöl

Phase C
20 g abgekochtes, destilliertes Wasser
1,75 g Stutenmilchpulver

Phase D
1 Tr. Milchsäure
10 Tr. Euxyl K 700
1 Tr. Lavendel fein
1 Tr. Geranium
1 Tr. Sandelholz
2 Tr. Petitgrain

> Creme mit 28 % Fettphase für geschädigte, fett- und feuchtigkeitsarme Haut. Sterole aus Avocadoöl und Lanolin beschleunigen die Regeneration der Hautbarriere. Die Creme spendet viel Feuchtigkeit, schützt vor Umwelteinflüssen und lindert Juckreiz und Entzündungen.
>
> Tipp: Sodium PCA kann durch Harnstoff ersetzt werden.

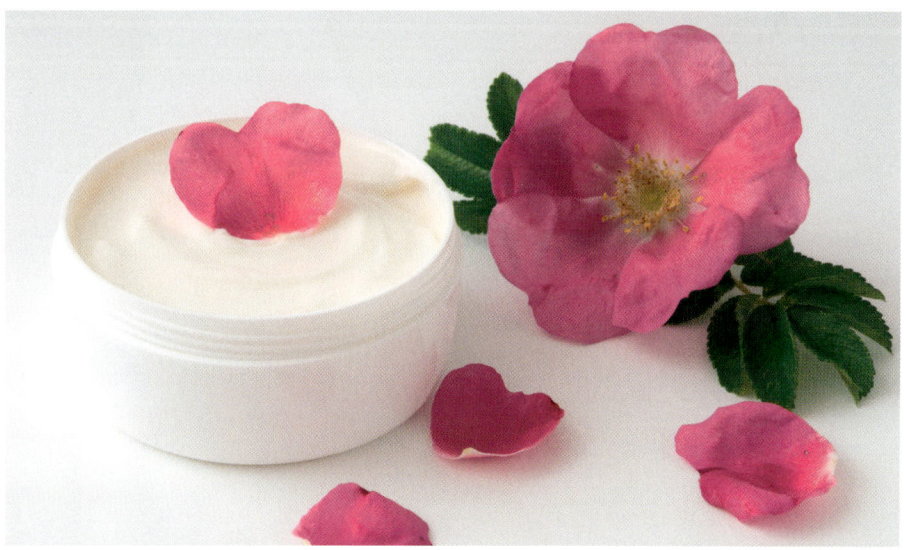

Tages- und Nachtcremes für geschädigte, sehr trockene Haut

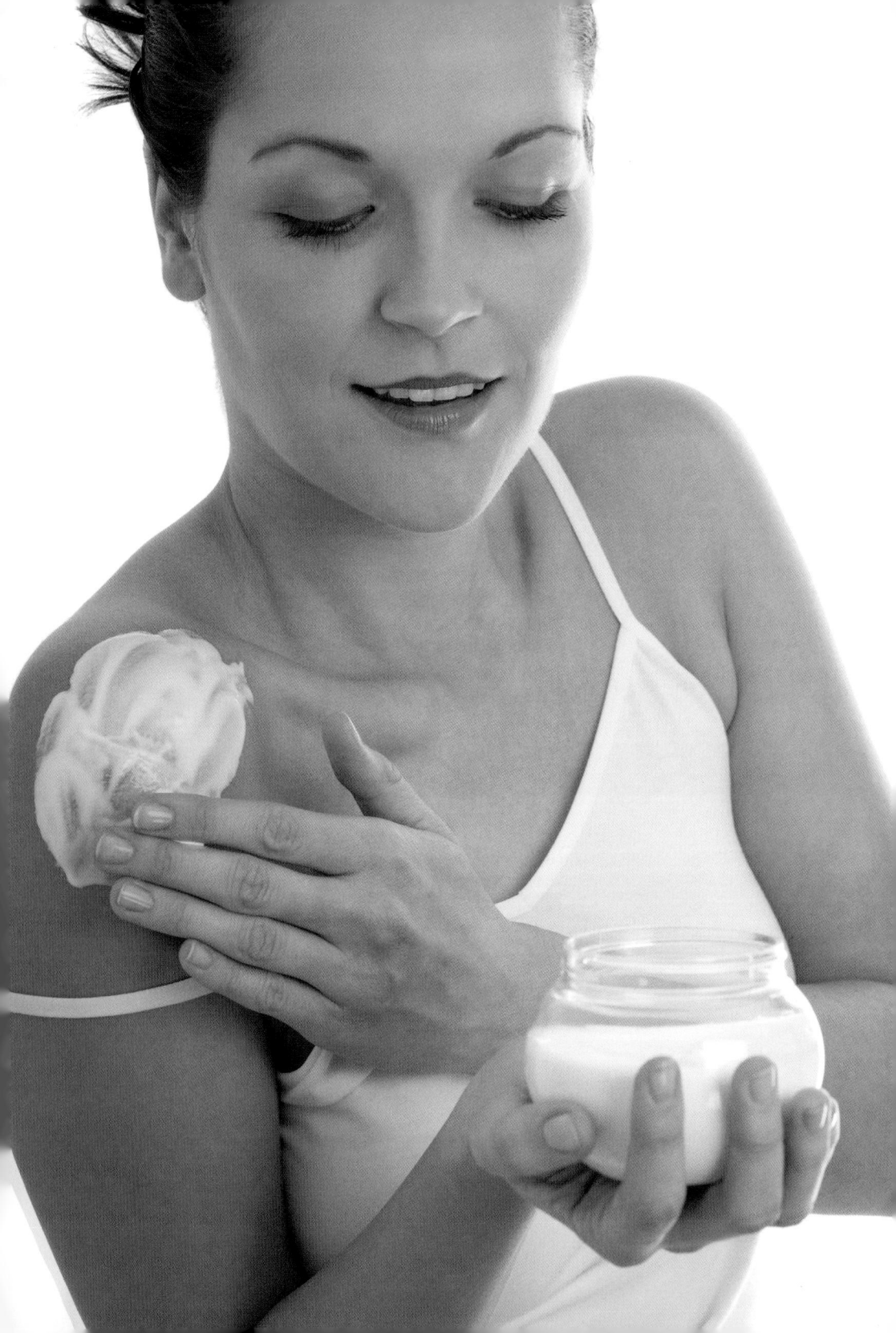

HAUTCREMES

Bodylotion Pfirsich-Aloe

Phase A
20 g abgekochtes, destilliertes Wasser, auf 30 °C abgekühlt
0,2 g Aloevera 200:1
4 g D-Panthenol
6 g Lipodermin-konzentrat
0,4 g Xanthan transparent
6 g Glycerin
2 g Vitamin-E-Acetat

Phase B
5 g Jojobaöl
6 g Pfirsichkernöl
12 g Kokosöl
2 g Squalan
5 g Glycerinstearat SE
4 g Mangobutter

Phase C
122 g abgekochtes, destilliertes Wasser

Phase D
40 Tr. Euxyl K 700
4 Tr. Milchsäure
20 Tr. ätherische Öle

> Leichte Bodylotion mit 18 % Fettphase für normale bis trockene, feuchtigkeitsarme Haut.

Bodylotion Wildrose

Phase A
20 g abgekochtes, destilliertes Wasser, auf 30 °C abgekühlt
6 g Harnstoff
4 g D-Panthenol
4 g Natriumlaktat
20 Tr. Milchsäure

Phase B
6 g Jojobaöl
8 g Babassuöl
4 g Avellanaöl
6 g Avocadin
6 g Glycerinstearat SE
2 g Tegosoft MM
4 g Sheabutter
4 g Wildrosenöl
0,4 g Xanthan oder Guarkernmehl

Phase C
120 g abgekochtes, destilliertes Wasser

Phase D
2 g Vitamin-E-Acetat
40 Tr. Euxyl K 700
20 Tr. ätherische Öle

> Bodylotion mit 20 % Fettphase für trockene, reife Haut.
>
> Tipp: Avellanaöl kann durch Macadamianussöl ersetzt werden. Tegosoft MM verleiht der Lotion eine besonders sahnige Textur. Falls Sie diesen Konsistenzgeber nicht zur Hand haben, können Sie auch Walratersatz nehmen.

Bodylotionen und Körpercremes

Avocado-Bodylotion

> Bodylotion mit 22 % Fettphase für trockene, reife Haut.
> Tipp: Das Esteröl Isopropylmyristat kann durch die gleiche Menge Squalan oder Dermafeel-Öl ersetzt werden.

Phase A
20 g abgekochtes, destilliertes Wasser, auf 30 °C abgekühlt
6 g Harnstoff
6 g Glycerin
4 g D-Panthenol
Phase B
4 g Jojobaöl
12 g Neutralöl
10 g Avocadoöl
2 g Isopropylmyristat
2 g Cetylalkohol

6 g Glycerinstearat SE
4 g Hanföl
4 g Sheabutter
0,4 g Xanthan oder Guarkernmehl
Phase C
116 g abgekochtes, destilliertes Wasser
Phase D
40 Tr. Euxyl K 700
5 Tr. Milchsäure
20 Tr. ätherische Öle

Calendula-Bodylotion

> Bodylotion mit 19 % Fettphase für feuchtigkeitsarme, trockene, empfindliche Haut.
> Tipp: Sodium PCA kann durch die gleiche Menge Harnstoff oder Glycerin ersetzt werden.

Phase A
20 g abgekochtes, destilliertes Wasser, auf 30 °C abgekühlt
0,4 g Allantoin
4 g Sodium PCA
4 g D-Panthenol
Phase B
4 g Jojobaöl
10 g Neutralöl
6 g Mandelöl
5 g Montanov L
2 g Walratersatz

4 g Ringelblumenöl
3 g Borretschsamenöl
4 g Mangobutter
0,2 g Xanthan oder Guarkernmehl
Phase C
128 g abgekochtes, destilliertes Wasser
Phase D
2 g Vitamin-E-Acetat
40 Tr. Euxyl K 700
5 Tr. Milchsäure
20 Tr. ätherische Öle

Bodylotion Karité-Nachtkerze

Phase A
20 g abgekochtes,
destilliertes Wasser,
auf 30 °C abgekühlt
6 g Glycerin
4 g D-Panthenol
4 g Natriumlaktat
20 Tr. Milchsäure

Phase B
8 g Sheaöl
12 g Dermafeel-Öl
10 g Traubenkernöl

6 g Montanov L
5 g Sheabutter
5 g Nachtkerzenöl
0,2 g Xanthan oder
Guarkernmehl

Phase C
114 g abgekochtes,
destilliertes Wasser

Phase D
2 g Vitamin-E-Acetat
40 Tr. Euxyl K 700
20 Tr. ätherische Öle

> Bodylotion mit 23 % Fettphase für trockene, empfindliche Haut.
> Tipp: Das Esteröl Dermafeel-Öl kann durch Neutralöl ersetzt werden.

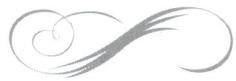

Vitamin-Bodylotion

Phase A
8 g Jojobaöl
10 g Aprikosenkernöl
16 g Babassuöl
2 g Cetylalkohol
6 g Montanov L
4 g Cupuacubutter
4 g Johannisbeer-
samenöl
0,2 g Xanthan oder
Guarkernmehl

Phase B
130 g abgekochtes,
destilliertes Wasser

Phase C
6 g Sodium PCA
4 g D-Panthenol
4 g Vitamin-E-Acetat
3 g Vitamin-A-Palmitat
40 Tr. Euxyl K 700
5 Tr. Milchsäure
20 Tr. ätherische Öle

> Bodylotion mit 25 % Fettphase für trockene, fettarme, reife und empfindliche Haut.
> Tipp: Sodium PCA kann durch die gleiche Menge Harnstoff oder Glycerin ersetzt werden.

HAUTCREMES

> Straffende Bodylotion mit 20 % Fettphase für normale bis leicht trockene Haut.
>
> Tipp: Zu dieser Lotion passen sehr gut frische, krautige Düfte, wie z. B. Grapefruit, Atlaszeder, Wacholder und Zitrone.

Bodylotion Thalasso

Phase A
30 g abgekochtes, destilliertes Wasser, auf 30 °C abgekühlt
1,8 g Totes-Meer-Salz
4 g D-Panthenol
1 g Xanthan transparent
6 g Glycerin
8 g Algengelextrakt
Phase B
4 g Jojobaöl
8 g Reiskeimöl
5 g Squalan
8 g Neutralöl
3 g Walratersatz
4 g Algenöl
6 g Mangobutter
Phase C
106 g abgekochtes, destilliertes Wasser
2 g TegoCare CG 90
Phase D
40 Tr. Euxyl K 700
5 Tr. Milchsäure
20 Tr. ätherische Öle

> Straffende Bodylotion mit 25 % Fettphase für trockene, reife Haut.
>
> Tipp: Weizenkeimöl duftet intensiv nach Getreide. Falls Sie diesen Geruch nicht mögen, lassen Sie es weg und nehmen dafür entsprechend mehr Sojaöl.

Bodylotion Olive-Granatapfel

Phase A
20 g abgekochtes, destilliertes Wasser, auf 30 °C abgekühlt
4 g Seidenprotein
1 g Xanthan transparent
6 g Glycerin
2 g Vitamin-A-Palmitat
2 g Vitamin-E-Acetat
Phase B
8 g Olivenöl
8 g Sojaöl
12 g Dermafeel-Öl
4 g Weizenkeimöl
4 g Cetylalkohol
8 g Sheabutter
4 g Granatapfelsamenöl
Phase C
112 g abgekochtes, destilliertes Wasser
2 g TegoCare CG 90
Phase D
40 Tr. Euxyl K 700
5 Tr. Milchsäure
20 Tr. ätherische Öle

HAUTCREMES

Argania-Bodyspray

Phase A 1
20 g abgekochtes, destilliertes Wasser, auf 30 °C abgekühlt
3 g Harnstoff
2 g Natriumlaktat
10 Tr. Milchsäure
3 g Lipodermin-konzentrat

Phase A 2
0,1 g Xanthan transparent
2 g Glycerin

Phase B
2 g Arganöl
3 g Neutralöl
1,5 g Squalan
2 g Jojobaöl
0,5 g Tegosoft MM

Phase C
58 g abgekochtes, destilliertes Wasser
1 g TegoCare CG 90

Phase D
20 Tr. Euxyl K 700
10 Tr. ätherische Öle

> Leichtes, erfrischendes Körperspray mit 10 % Fettphase für trockene, feuchtigkeitsarme Haut.
> Tipp: Probieren Sie das Pflegespray auch mal mit kühlendem Pfefferminzhydrolat – eine spritzige Erfrischung an heißen Sommertagen!

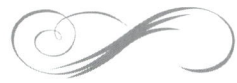

Bodybutter Winterpflaume

Phase A
6 g Pflaumenkernöl
8 g Babassuöl
4 g Reiskeimöl
4 g Emulsan
2 g Tegomuls
3 g Sheabutter
5 g Kakaobutter

Phase B
58 g abgekochtes, destilliertes Wasser

Phase C
2 g Vitamin-E-Acetat
3 g D-Panthenol
3 g Glycerin
2 Tr. Milchsäure
20 Tr. Euxyl K 700
5 Tr. Orange süß
3 Tr. Vanille
2 Tr. Kakao

> Einfach, aber wirkungsvoll: Die geschmeidige Creme mit 32 % Fettphase lässt sich gut verteilen und zieht sehr gut ein. Sie duftet so richtig lecker nach fruchtiger Marzipanschokolade.

Bodylotionen und Körpercremes

Hautcremes

Kokosbutter

> Tipp: Verwenden Sie vorzugsweise kalt gepresstes Kokosöl. Den leckeren Kokosduft können Sie mit 4 Tr. Orange süß, 3 Tr. Vanille und 3 Tr. Neroli verfeinern. Die Kokosbutter ist eine W/O-Emulsion, sie ist daher und auch aufgrund des hohen Fettgehalts (40 %) besonders für sehr trockene, spröde Haut geeignet.

Phase A
8 g abgekochtes, destilliertes Wasser, auf 30 °C abgekühlt
3 g Glycerin
2 g D-Panthenol
5 g Weingeist

Phase B
10 g Kokosöl
5 g Jojobaöl

5 g Sonnenblumenöl
4 g Isopropylmyristat
7 g Tego SMS
1 g Tegosoft PSE 141
2 g Cetylalkohol
6 g Cupuacubutter

Phase C
40 g abgekochtes, destilliertes Wasser

Zubereitung: Alle Bestandteile der Phase A mischen, Glas beiseite stellen. Alle Zutaten der Phase B, außer Cupuacubutter, mischen. Phase B und C im Wasserbad erhitzen. Butter in die geschmolzene Fettphase geben und durch Umrühren mit einem Spatel ebenfalls schmelzen. Phase C unter Rühren mit dem Mixer (1 Knethaken) tröpfchenweise zu Phase B geben, emulgieren. Die Emulsion auf 30 °C abkühlen und Phase A ebenfalls tröpfchenweise mit dem Mixer einarbeiten.

W/O-Emulsionen müssen ganz behutsam zubereitet werden. Zu schnelle Wasserzugabe oder/und zu schnelles Abkühlen kann die Stabilität negativ beeinflussen, sodass sich die Emulsion wieder trennt.

HAUTCREMES

Coldcream Spezial

Phase A
10 g Babassuöl
2,5 g Mandelöl
2 g Sojaöl
2,5 g Isopropylmyristat
4 g Jojobaöl
3 g Sonnenblumenwachs
1 g Beerenwachs
4 g Cupuacubutter

Phase B
15 g destilliertes, abgekochtes Wasser
1,5 g Glycerin

Phase C
3 g Weingeist
5 Tr. ätherische Öle

> Die Coldcream Spezial wird ohne Emulgatoren und ohne tierische Stoffe hergestellt. Sie ist mit 60 % Fettgehalt sehr reichhaltig, zieht dennoch gut ein und hinterlässt ein samtiges Hautgefühl.

Phase A: Alle Öle und Wachse abwiegen, in ein Becherglas geben. Cupuacubutter separat abwiegen, beiseite stellen. Phase B: Wasser mit Glycerin mischen. Phase C: Weingeist mit den ätherischen Ölen mischen, beiseite stellen. Phase A und B ins heiße Wasserbad stellen und erhitzen, bis die Fettphase klar geschmolzen ist. Nun die Butter zur Fettschmelze geben und durch Umrühren ebenfalls schmelzen. Beide Gläser aus dem Wasserbad nehmen. Phase B unter ständigem Rühren mit den Handmixer (mit 1 Knethaken) in die Fettphase eintröpfeln lassen. Wenn das Wasser komplett verarbeitet ist, etwa 4 Min. auf höchster Stufe weiterrühren. Die Creme wird langsam dicker. Nun Phase C unter weiterem Rühren eintröpfeln lassen und 1 Min. gut einarbeiten. Die Emulsion ist nun auf Handwärme abgekühlt und kann bis zum vollständigen Erkalten mit einem Spatel oder Löffel weitergerührt werden.

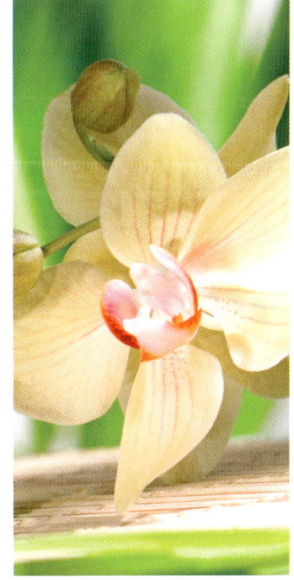

Bodylotionen und Körpercremes

Hautcremes

> Tipp: Die Konsistenz der Handcreme ist ideal zum Abfüllen in Tuben. Möchten Sie eine festere Creme für den Tiegel, tauschen Sie Tegosoft MM gegen Cetylalkohol oder Walratersatz.
>
> Meine Lieblingsduftmischung: 6 Tr. Petitgrain Citrone, 4 Tr. Grapefruit, 1 Tr. Benzoe, 3 Tr. Petitgrain Mandarine.

Handcreme Soft Touch

Phase A
10 g abgekochtes, destilliertes Wasser, auf 30 °C abgekühlt
3 g Glycerin
2 g D-Panthenol
8 g Weingeist
0,2 g Xanthan transparent

Phase B
5 g Babassuöl
3 g Aprikosenkernöl
3 g Jojobaöl

2 g Squalan
4,5 g Xyliance
2,5 g Tegosoft MM
3 g Mangobutter
2 g Isopropylmyristat
2 g Vitamin-E-Acetat

Phase C
48 g abgekochtes, destilliertes Wasser

Phase D
2 Tr. Milchsäure
20 Tr. Euxyl K 700
14 Tr. ätherische Öle

Viele Handcremes sind entweder zu reichhaltig oder zu mager. Häufig wirken sie klebrig oder ziehen nur langsam ein. Es war eine besondere Herausforderung und ein über mehrere Jahre dauernder Prozess, bis ich endlich die richtige Rezeptur gefunden hatte. Probieren Sie diese Handcreme aus, Sie werden begeistert sein.

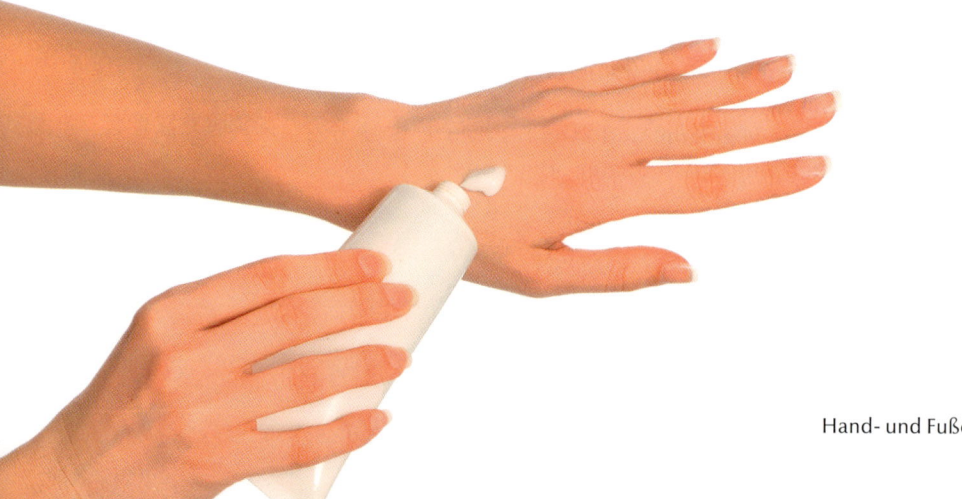

Hand- und Fußcremes

Handbalsam

Phase A
5 g Jojobaöl
10 g Babassuöl
5 g Arganöl
2 g Isopropylmyristat
5 g Lanolin
2,5 g Beerenwachs
1 g Cetylalkohol
10 g Cupuacubutter
4 g Ringelblumenöl
Phase B
2,5 g Harnstoff
2,5 g Lipodermin
5 Tr. α-Bisabolol
Phase C
5 Tr. ätherische Öle

> Wasserfreier Pflegebalm mit Feuchtigkeitsfaktor. Der Handbalsam ist eine Wohltat für spröde, raue und beanspruchte Hände. Er wird hauchdünn aufgetragen und sanft einmassiert.

Phase A: Alle Öle und Fette, außer Cupuacubutter und Ringelblumenöl, in die Fantaschale einwiegen. Schale ins heiße Wasserbad stellen, erhitzen, bis alles klar geschmolzen ist. Nun die Butter und das Ringelblumenöl in die Fettmasse geben und ebenfalls schmelzen. Wenn alles klar geschmolzen ist, Schale aus dem Wasserbad nehmen. Die Schale ins kalte Wasserbad stellen. Mit dem Pistill sanft rühren, bis die Fettmasse auf ca. 30 °C abgekühlt ist. Die Schale für ca. 10 bis 15 Min. ins Tiefkühlfach stellen, die Masse wird leicht pastös. Phase B: In der Zwischenzeit Harnstoff im Mörser sehr fein verreiben. Lipodermin und Bisabolol zugeben und gut vermischen. Fantaschale aus dem Tiefkühler nehmen. Fettmasse mit dem Pistill glatt rühren und reiben. Phase B in die Fettmasse geben, gut einarbeiten, dabei einige Minuten rühren und reiben, bis eine homogene Mischung entstanden ist. Mit Phase C ergänzen. Für ca. 1 Std. im Kühlschrank aushärten lassen.

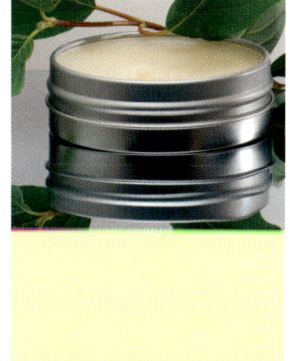

Fußcreme Silky Smooth

Tipp: Milchsäure und Harnstoff in hoher Dosierung wirken hautaufweichend – ideal bei lästiger Hornhaut an den Fußsohlen. Natriumlaktat ist als pH-Wert-Puffer unerlässlich. Es wird über Apotheken vertrieben. Kaufen Sie eine 50%ige Lösung von der Firma Caelo oder Fagron.

Phase A
5 g abgekochtes, destilliertes Wasser, auf 30 °C abgekühlt
5 g Harnstoff
2 g Natriumlaktat
10 Tr. Milchsäure
2,5 g D-Panthenol

Phase B
2 g Jojobaöl
2 g Babassuöl
1,5 g Mandelöl

1 g Arganöl
0,5 g Squalan
2,5 g Montanov 68
3 g Cupuacubutter
0,1 g Guarkernmehl

Phase C
20,5 g abgekochtes, destilliertes Wasser

Phase D
1 g Vitamin-E-Acetat
10 Tr. Euxyl K 700
8 Tr. ätherische Öle

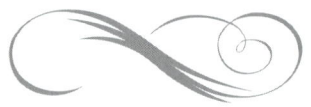

Fußcreme Olive-Hanf

Reichhaltige Fußcreme mit 30 % Fettgehalt. Sie lässt sich gut verteilen, zieht schnell ein und macht die Füße glatt und zart.

Phase A
4 g Olivenöl
3 g Hanföl
2 g Dermafeel-Öl
3 g Lamecreme
1 g Walratersatz
2 g Sheabutter

Phase B
29 g abgekochtes, destilliertes Wasser
2 g Glycerin

Phase C
2 g D-Panthenol
1 g Vitamin-E-Acetat
1 Tr. Milchsäure
10 Tr. Euxyl K 700
7 Tr. ätherische Öle

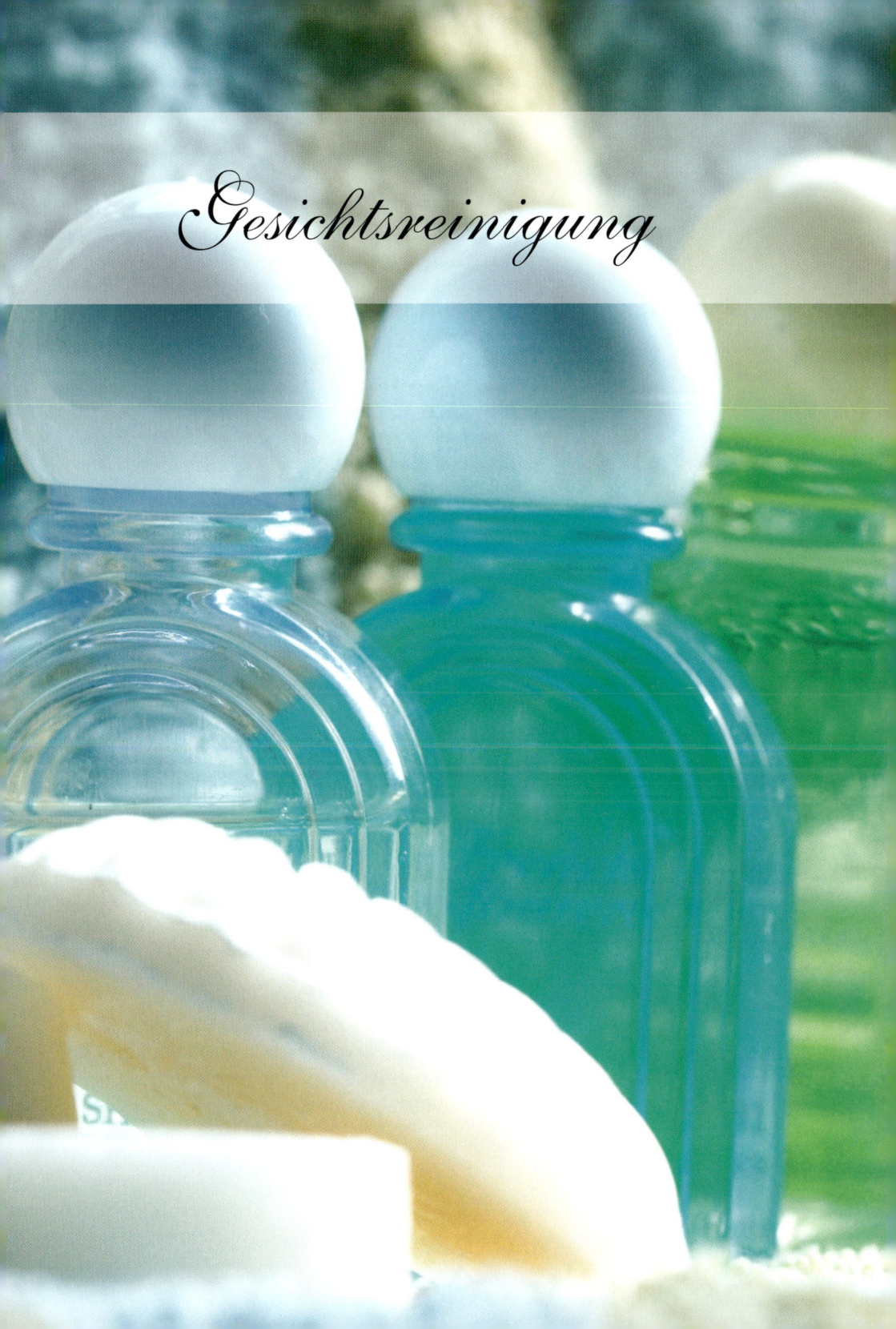

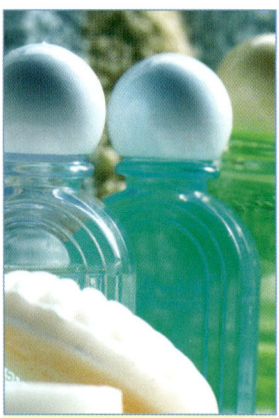

Herstellung von Reinigungsprodukten

Reinigungsgel: Phase A: Xanthan in Glycerin dispergieren und unter Rühren mit einem Mixer Wasser zugießen. Phase B: Alle Zutaten mischen und mit einem Spatel in Phase A einrühren, mit Phase C nach und nach ergänzen.

Waschcreme: Phase A: Alle Pulver in einer Schüssel mischen. Phase B: Im Wasser alle Zutaten lösen, mit einem Handschneebesen in die Pulvermischung rühren. Phase C: Butter und Öl mischen, schmelzen, abkühlen lassen, zu Phase AB gießen und sanft untermischen. Mit Phase D ergänzen, Schüssel abdecken, eine Stunde in den Kühlschrank stellen (Masse wird fest). Mit elektrischem Handmixer (zwei Quirle) cremig rühren, in eine Dose füllen.

Cleaning Bar: Phase A: Pulver in einer Schüssel mischen. Phase B: Fette mischen, schmelzen, abkühlen lassen, ätherische Öle zugeben. Öle zur Pulvermischung gießen, mit der Hand zu einem glatten Teig kneten. Masse in Silikonförmchen drücken, für zwei Stunden in den Tiefkühlschrank stellen. Anschließend ausformen und zwei bis drei Tage bei Raumtemperatur aushärten lassen.

Reinigungsmilch: Stellen Sie zunächst aus den Phasen A und B eine Emulsion her und kühlen Sie diese auf 30 °C ab. Mischen Sie die Komponenten der Phase C und rühren Sie die Emulsion in kleinen Portionen ins Gel, ergänzen Sie mit Phase D.

Gesichtswasser: Alle Zutaten der Reihe nach im Hydrolat lösen. Einige Rezepte verwenden Lipoderminkonzentrat. Dieses wird zum Schluss zugegeben und mit dem Zauberstab dispergiert.

GESICHTSREINIGUNG

Calendula-Reinigungsgel

Phase A
0,8 g Xanthan
5 g Glycerin
58 g abgekochtes, destilliertes Wasser, auf 40 °C abgekühlt
Phase B
11 g Lamepon S
6 g Betain
6 g Cocos Glucoside
3 g Fluidlecithin Super
Phase C
2 g D-Panthenol
20 Tr. Nuratin P
5 g Calendulaextrakt
20 Tr. Euxyl K 700
10 Tr. Milchsäure
10 Tr. ätherische Öle

> Mildes Waschgel mit 8 % waschaktiven Substanzen für normale Haut und Mischhaut.

Reinigungsgel Honigmilch

Phase A
0,8 g Xanthan
5 g Glycerin
57 g abgekochtes, destilliertes Wasser, auf 40 °C abgekühlt
2 g Bienenhonig
5 g Milchpulver

Phase B
12 g Lamepon S
8 g Glycintensid
7 g Cocos Glucoside
Phase C
2 g D-Panthenol
20 Tr. Euxyl K 700
10 Tr. Milchsäure
10 Tr. ätherische Öle

> Gesichtswaschgel mit 10 % waschaktiven Substanzen für normale Haut und Mischhaut.

Mangobutter-Cleaning-Bar

Phase A
39 g Lathanol (SLSA)
1 g Tonerde grün oder weiß
Phase B
2 g Jojobaöl
2 g Distelöl
1,25 g Fluidlecithin Super
4,5 g Mangobutter
5 Tr. ätherische Öle

> Festes Waschstück mit 20 % Lipiden für normale Haut und Mischhaut.

Gesichtsreinigung für normale Haut und Mischhaut

GESICHTSREINIGUNG

Waschcreme Hamamelis-Kamille

> Sahnige Waschcreme auf Tensidbasis mit 10 % waschaktiven Substanzen und 8 % Lipiden für normale Haut und Mischhaut.

Phase A
15 g Lathanol LAL (SLSA)
3 g Milchpulver
1 g Tonerde
grün oder weiß
0,2 g Xanthan

Phase B
5 g Kamillenöl
3 g Sheabutter

Phase C
56 g abgekochtes, destilliertes Wasser, auf 30 °C abgekühlt
5 g Glycerin
0,3 g Allantoin
10 g Hamamelisextrakt

Phase D
20 Tr. Euxyl K 700
4 Tr. Milchsäure
6 Tr. ätherische Öle

Protein-Reinigungsmilch

> Leichte Reinigungsmilch mit 16 % Fettphase und 3 % waschaktiven Substanzen für normale Haut.

Phase A
4 g Neutralöl
6 g Distelöl
3 g Glycerinstearat SE

Phase B
64 g abgekochtes, destilliertes Wasser

Phase C
0,5 g Xanthan
transparent

5 g Glycerin
10 g abgekochtes, destilliertes Wasser, auf 60 °C abgekühlt
6 g Cocos Glucoside

Phase D
10 Tr. Nuratin P
20 Tr. Euxyl K 700
2 Tr. Milchsäure
10 Tr. ätherische Öle

GESICHTSREINIGUNG

Thalasso-Reinigungsgel

Phase A
0,8 g Xanthan
5 g Glycerin
55 g abgekochtes, destilliertes Wasser, auf 40 °C abgekühlt
1 g Totes-Meer-Salz
Phase B
17 g Lamepon S
7 g Cocos Glucoside
4 g Betain
3 g Fluidlecithin Super
Phase C
3 g Algenextrakt
2 g D-Panthenol
20 Tr. Euxyl K 700
10 Tr. Milchsäure
10 Tr. ätherische Öle

> Waschgel mit 10 % waschaktiven Substanzen für fette, unreine Haut.

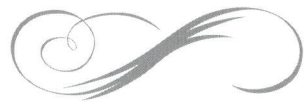

Hamamelis-Reinigungsgel

Phase A
0,8 g Xanthan
5 g Glycerin
53 g abgekochtes, destilliertes Wasser, auf 40 °C abgekühlt
0,2 g Allantoin
Phase B
16 g Lamepon S
4 g Sanfttensid (Sanfteen)
9 g Cocos Glucoside
3 g Fluidlecithin Super
Phase C
2 g D-Panthenol
5 g Hamamelisextrakt
20 Tr. Euxyl K 700
10 Tr. Milchsäure
10 Tr. ätherische Öle

> Waschgel mit 12 % waschaktiven Substanzen für schnell fettende, unreine Haut.

Gesichtsreinigung für fette Haut

Gesichtsreinigung

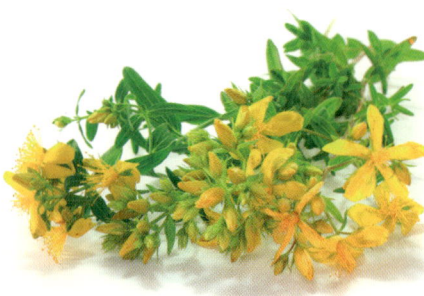

> Sehr mildes Waschgel mit 4 % waschaktiven Substanzen für trockene Haut und reife Haut.

Johanniskraut-Reinigungsgel

Phase A
0,8 g Xanthan
5 g Glycerin
69 g abgekochtes, destilliertes Wasser, auf 40 °C abgekühlt
Phase B
5 g Lamepon S
2 g Cocos Glucoside
3 g Betain

1 g Haarsoft
1 g Lysolecithin
4 g Johanniskrautöl
Phase C
2 g D-Panthenol
5 g Johanniskraut-extrakt
20 Tr. Euxyl K 700
10 Tr. Milchsäure
10 Tr. ätherische Öle

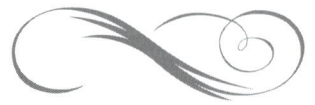

> Mildes Waschgel mit 6 % waschaktiven Substanzen für trockene Haut und reife Haut.

Lecithin-Reinigungsgel

Phase A
0,8 g Xanthan
5 g Glycerin
65 g abgekochtes, destilliertes Wasser, auf 40 °C abgekühlt
Phase B
7 g Lamepon S
5 g Cocos Glucoside

5 g Glycintensid
3 g Fluidlecithin Super
3 g Mandelöl
Phase C
10 Tr. Milchsäure
2 g Natriumlaktat
2 g D-Panthenol
20 Tr. Euxyl K 700
10 Tr. ätherische Öle

Gesichtsreinigung

Reinigungsmilch Kokossahne

Phase A
10 g Kokosöl
5 g Aprikosenkernöl
2 g Tegosoft PSE 141
Phase B
61 g abgekochtes,
destilliertes Wasser
1 g TegoCare CG 90
Phase C
0,5 g Xanthan
transparent

5 g Glycerin
10 g abgekochtes,
destilliertes Wasser,
auf 30 °C abgekühlt
0,5 g Elastin P
3 g Sanfttensid (Sanfteen)
Phase D
20 Tr. Euxyl K 700
4 Tr. Milchsäure
10 Tr. ätherische Öle

> Gut rückfettende Reinigungsmilch mit 18 % Fettphase und 2 % waschaktiven Substanzen für trockene und reife Haut.

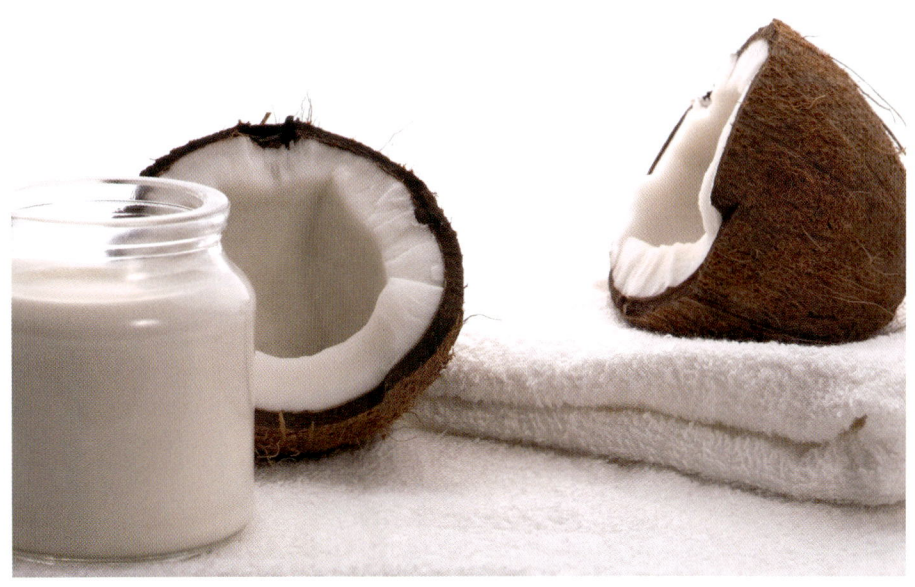

Gesichtsreinigung für trockene, reife Haut

GESICHTSREINIGUNG

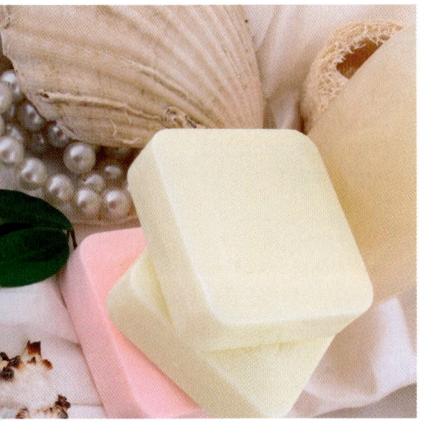

Sheabutter-Cleaning-Bar

Phase A
30 g Lathanol (SLSA)
5 g Milchpulver
Phase B
3 g Jojobaöl
3,5 g Mandelöl
1,25 g Fluidlecithin Super
7 g Sheabutter
5 Tr. ätherische Öle

Festes Waschstück mit 30 % Lipiden für trockene Haut und reife Haut.

Calendula-Waschcreme

Milde Reinigungscreme mit 7 % waschaktiven Substanzen und 15 % Lipiden für trockene Haut und reife Haut.

Phase A
11 g Lathanol LAL (SLSA)
8 g Milchpulver
0,2 g Xanthan
Phase B
52 g abgekochtes, destilliertes Wasser, auf 30 °C abgekühlt
5 g Glycerin

2 g Natriumlaktat
10 Tr. Milchsäure
5 g Calendulaextrakt
Phase C
10 g Ringelblumenöl
5 g Cupuacubutter
Phase D
20 Tr. Euxyl K 700
6 Tr. ätherische Öle

Gesichtsreinigung für trockene, reife Haut

GESICHTSREINIGUNG

Reinigungsgel Kamille

Phase A
0,8 g Xanthan
5 g Glycerin
74 g abgekochtes, destilliertes Wasser, auf 40 °C abgekühlt
Phase B
3 g Lamepon S

4 g Haarsoft
3 g Sanfttensid (Sanfteen)
Phase C
2 g D-Panthenol
1 g Seidenprotein
5 g Kamillenextrakt
20 Tr. Euxyl K 700
10 Tr. Milchsäure
10 Tr. ätherische Öle

> Sehr mildes Waschgel mit 4 % waschaktiven Substanzen für empfindliche, trockene Haut.

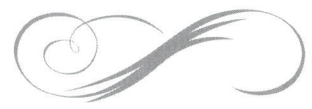

Aloevera-Reinigungsgel

Phase A
0,8 g Xanthan
5 g Glycerin
69 g abgekochtes, destilliertes Wasser, auf 40 °C abgekühlt
Phase B
4 g Lamepon S
2 g Betain
5 g Cocos Glucoside
2 g Sanfttensid (Sanfteen)
3 g Aloeveraöl
4 g Fluidlecithin Super

Phase C
2 g D-Panthenol
20 Tr. Aloevera 10-fach
20 Tr. Euxyl K 700
10 Tr. Milchsäure
10 Tr. ätherische Öle

> Sehr mildes Waschgel mit 6 % waschaktiven Substanzen für empfindliche, trockene Haut.

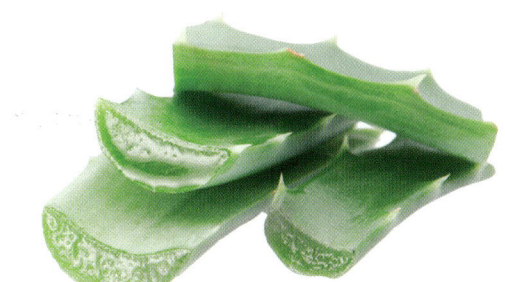

Gesichtsreinigung für empfindliche, trockene Haut

GESICHTSREINIGUNG

Babassu-Reinigungsmilch

> Sahnige Reinigungsmilch mit 17 % Fettphase und 2 % waschaktiven Substanzen für trockene, empfindliche und reife Haut.

Phase A
0,2 g Xanthan transparent
5 g Glycerin
10 g abgekochtes, destilliertes Wasser, auf 30 °C abgekühlt
2 g Natriumlaktat
10 Tr. Milchsäure
3 g Sanfttensid (Sanfteen)
Phase B
5 g Babassuöl
9 g Reiskeimöl
3 g Montanov L
Phase C
61 g abgekochtes, destilliertes Wasser
Phase D
20 Tr. Euxyl K 700
6 Tr. ätherische Öle

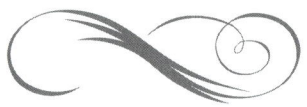

Aloevera-Reinigungsmilch

> Leichte Reinigungsmilch mit 17 % Fettphase und 1 % waschaktiven Substanzen für empfindliche, trockene Haut.

Phase A
7 g Neutralöl
6 g Mandelöl
1 g Lysolecithin
2 g Emulprot
Phase B
65 g abgekochtes, destilliertes Wasser
Phase C
0,1 g Aloevera 200:1
5 g Glycerin
10 g abgekochtes, destilliertes Wasser, auf 30 °C abgekühlt
2 g Sanfttensid (Sanfteen)
Phase D
4 Tr. α-Bisabolol
20 Tr. Euxyl K 700
7 Tr. Milchsäure
10 Tr. ätherische Öle

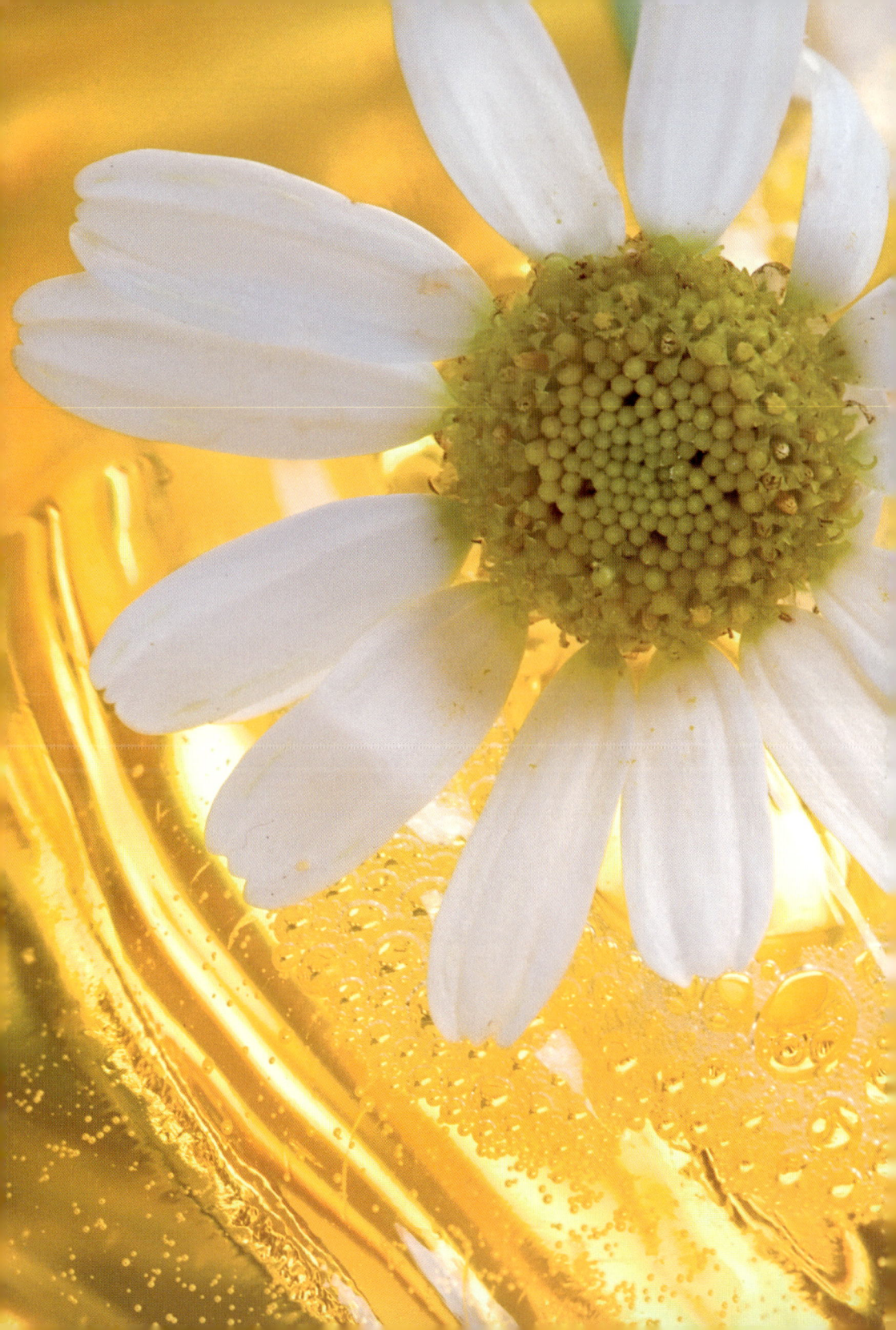

GESICHTSREINIGUNG

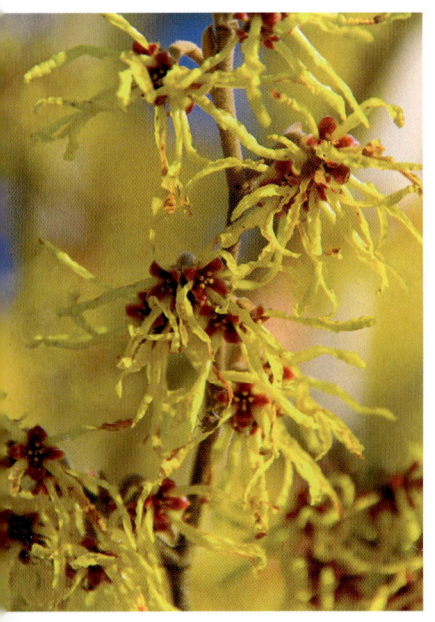

Leicht adstringierendes Gesichtswasser für normale Haut und Mischhaut.

Hamamelistonic

85 g Hamamelishydrolat
2 g D-Panthenol
3 g Grüner-Tee-Extrakt
10 g Weingeist

Feuchtigkeit spendendes, beruhigendes Gesichtswasser für normale Haut und Mischhaut.

Verveinetonic

86 g Verbenenhydrolat
2 g Harnstoff
2 g D-Panthenol
10 g Weingeist

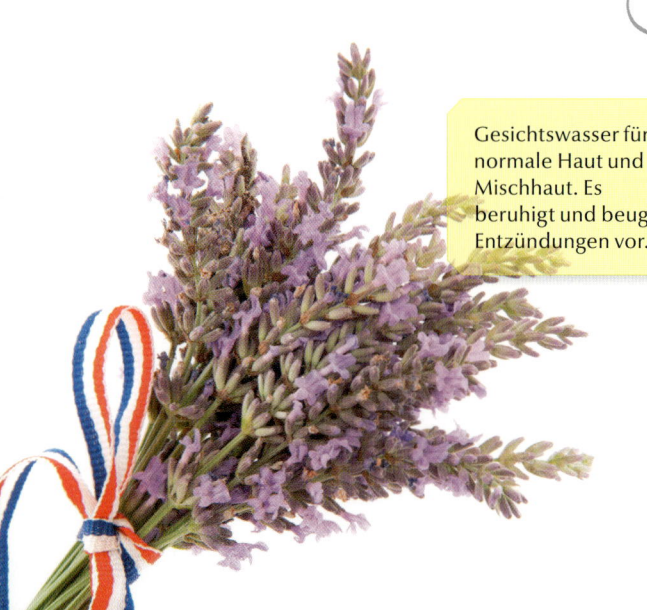

Gesichtswasser für normale Haut und Mischhaut. Es beruhigt und beugt Entzündungen vor.

Lavendeltonic

84 g Lavendelhydrolat
3 g Sorbit
3 g Meristemextrakt
10 g Weingeist

Erfrischende Gesichtswässer

Gesichtsreinigung

Meersalztonic

82 g Hamamelishydrolat
2 g Totes-Meer-Salz
15 Tr. Aloevera 10-fach
15 g Weingeist

> Adstringierendes, entzündungshemmendes Gesichtswasser für schnell fettende, unreine Haut.

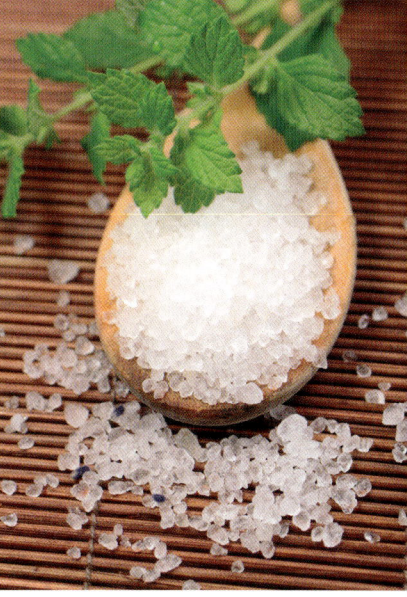

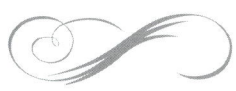

Teebaumtonic

83 g Teebaumhydrolat
0,3 g Pirocton Olamin
2 g Glycerin
15 g Weingeist

> Gesichtswasser für fette Haut mit Akne. Es wirkt stark antibakteriell und entzündungshemmend.

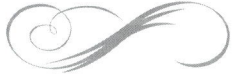

Eukalyptustonic

81 g Eukalyptushydrolat
2 g Niacinamid
2 g D-Panthenol
15 g Weingeist

> Sanft tonisierendes, reinigendes Gesichtswasser für fette, unreine Haut.

Erfrischende Gesichtswässer

Gesichtsreinigung

> Feuchtigkeit spendendes, tonisierendes Gesichtswasser für reife, trockene, schuppige Haut.

Geranientonic

90 g Geraniumhydrolat
3 g Johanniskrautextrakt
0,2 g Elastinpulver
2 g Glycerin
5 g Weingeist

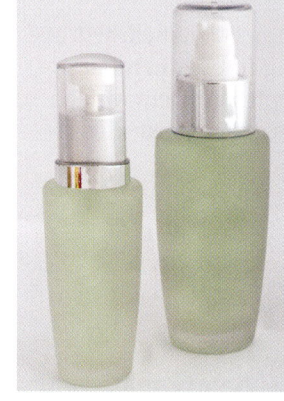

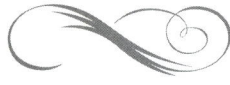

> Straffendes, tonisierendes Gesichtswasser für trockene, reife, fahle Haut.

Myrtentonic

93 g Myrtenhydrolat
2 g Harnstoff
0,1 g Hyaluronsäure niedermolekular
5 g Weingeist

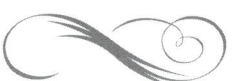

> Straffendes, hautglättendes Gesichtswasser für reife, trockene Haut.

Rosentonic

90 g Rosenhydrolat
3 g Hibiskusextrakt
2 g Seidenprotein
1 g Glycerin
4 g Weingeist

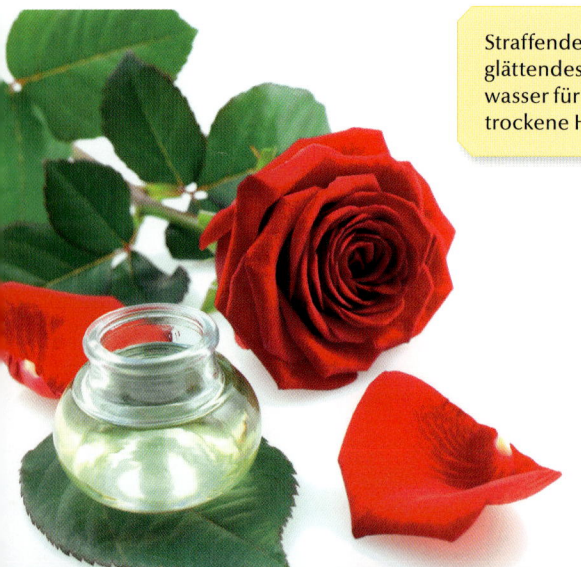

Erfrischende Gesichtswässer

GESICHTSREINIGUNG

Gesichtswasser Orangenblüte

90 g Nerolihydrolat
3 g Calendulaextrakt
2 g Natriumlaktat
5 g Weingeist

Feuchtigkeit spendendes Gesichtswasser für trockene Haut.

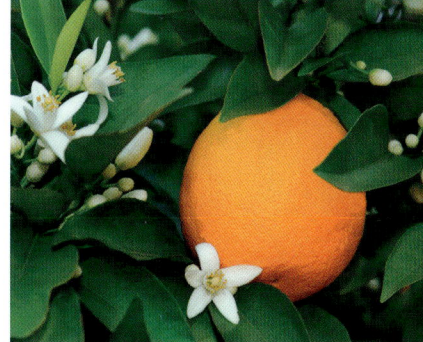

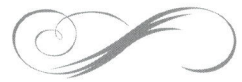

Gesichtswasser Linde-Gurke

89 g Lindenblütenhydrolat
4 g Gurkenextrakt
2 g Glycerin
2 g Lipodermin
3 g Weingeist

Erfrischendes, Feuchtigkeit spendendes Gesichtswasser für trockene Haut.

Johanniskraut-Aloe-Tonic

92 g Johanniskrauthydrolat
15 Tr. Aloevera 10-fach
2 g D-Panthenol
5 g Weingeist

Gesichtswasser für trockene Haut. Es beruhigt bei Entzündungen, lindert Juckreiz und wirkt leicht tonisierend.

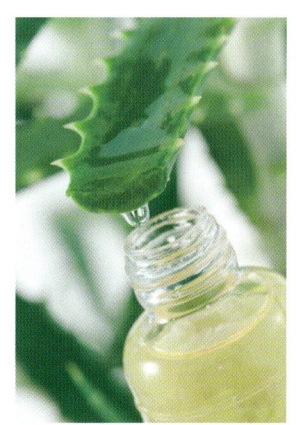

Erfrischende Gesichtswässer

Gesichtsreinigung

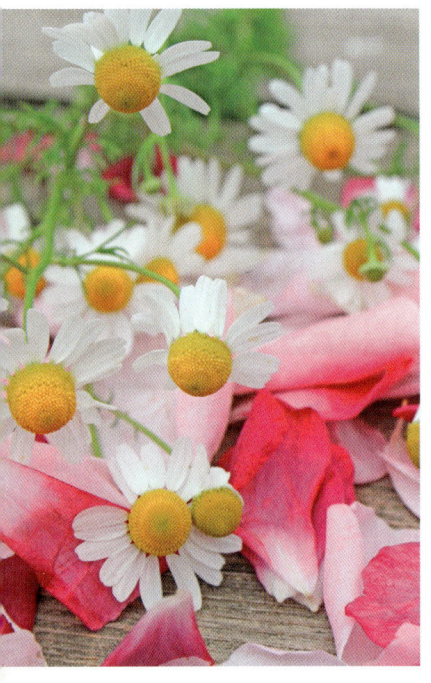

Gesichtswasser Kamille-Honig

Entzündungshemmendes, beruhigendes Gesichtswasser für empfindliche, trockene Haut.

92 g Kamillenhydrolat
1 g Bienenhonig
2 g Glycerin
5 g Weingeist

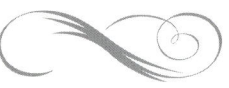

Schafgarbentonic

Kühlendes, beruhigendes Gesichtswasser für empfindliche, trockene Haut.

90 g Schafgarbenhydrolat
2 g Sodium PCA
2 g D-Panthenol
1 g Lipodermin
5 g Weingeist

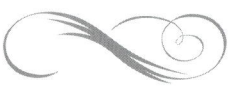

Melissentonic

Entzündungshemmendes, hautstärkendes Gesichtswasser für empfindliche, trockene Haut.

92 g Melissenhydrolat
1 g Ectoin
2 g Glycerin
5 g Weingeist

Erfrischende Gesichtswässer

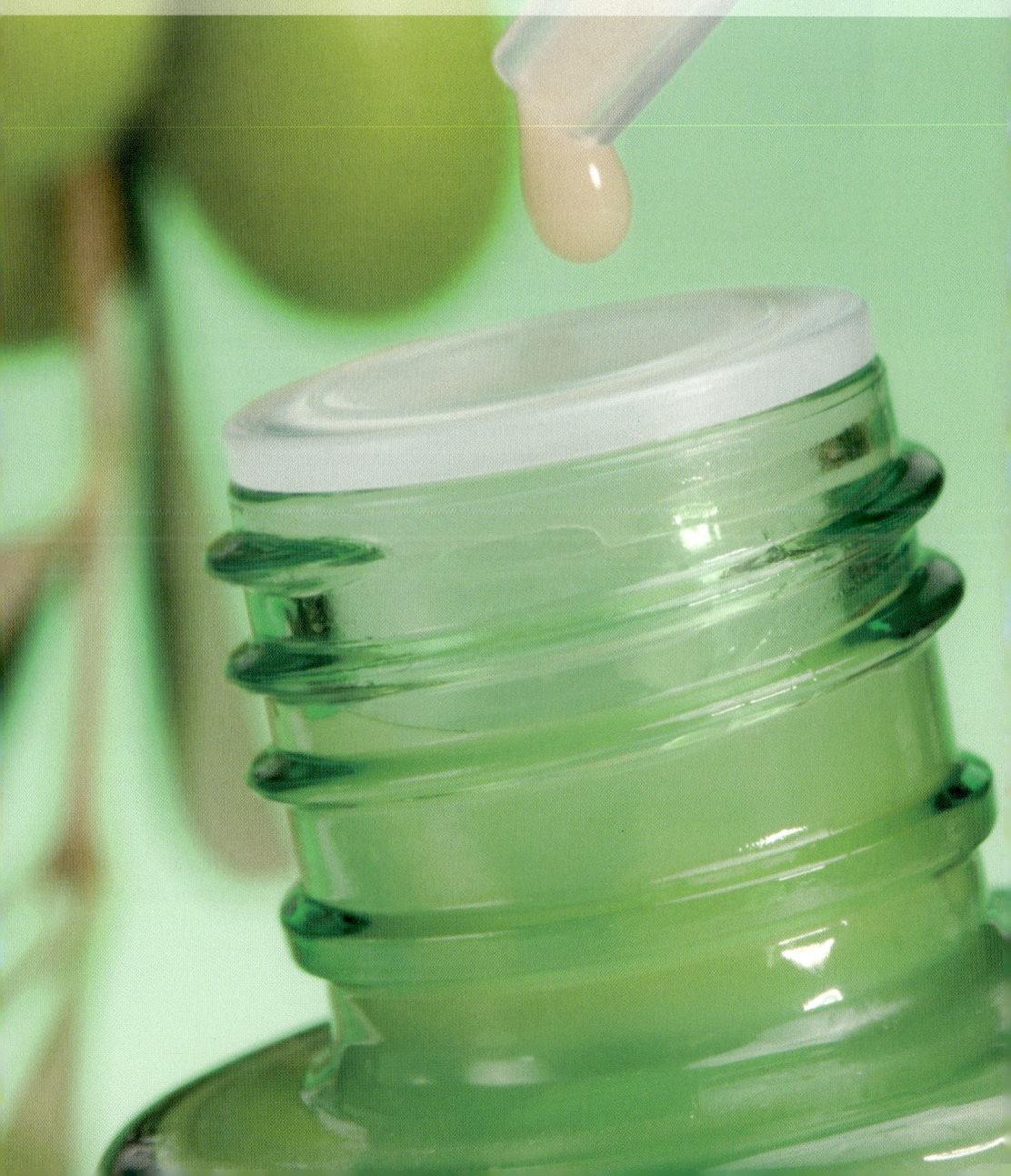

Wirkstoffseren

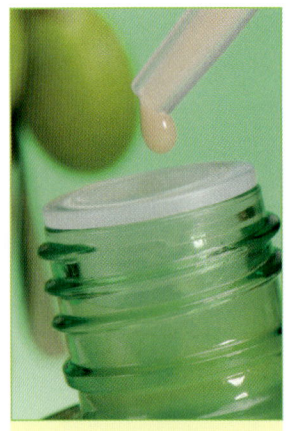

Wirkstoffseren

Der Begriff »Serum« für kosmetische Präparate ist aus der Medizin (Fachwort: Vakzin) entliehen. Dort beschreibt er z. B. Körperflüssigkeiten wie Blutplasma oder auch Impfstoffe usw. Im kosmetischen Bereich steht das Wort Serum für Formulierungen, die zusätzlich oder kurmäßig bei akut auftretenden Defiziten der Haut verwendet werden. Wirkstoffseren basieren auf unterschiedlichen Grundlagen. Hier sind zunächst die sogenannten Hydrodispersionsgele zu nennen. Die Basis besteht aus einem wasserhaltigen Gel, dem ein geringer Lipidanteil zugefügt wird. Hydrodispersionsgele enthalten keine klassischen Emulgatoren. Sie bieten der Haut eine zusätzliche Portion Feuchtigkeit. Hydrodispersionsgele werden vorwiegend als Zusatzpflege unter der üblichen Tagescreme aufgetragen, können jedoch auch solo verwendet werden. Zur zweiten Gruppe zählen die aromakosmetischen Ölseren. Deren Basis besteht aus einer ausgewogenen Kombination fetter Öle, die mit ätherischen Ölen angereichert ist. Aroma-Wirkstoffseren werden als Zusatzpflege unter der normalen Tagescreme oder solo als Nachtpflege verwendet.

Zubereitung Hydrodispersionsgel: Stellen Sie zunächst ein Gel aus den Phasen A und B her und arbeiten Sie anschließend alle weiteren Zutaten sorgfältig ein. Rühren Sie bevorzugt mit dem Spatel oder verwenden Sie die Fantaschale. Hohe Scherkräfte können bei Xanthan transparent und Cellulose die Gelstrukturen zerstören, sodass das Gel flüssig wird.

Zubereitung Ölserum: Mischen Sie alle Öle in einem Glas oder direkt in der Flasche und ergänzen Sie mit den ätherischen Ölen. Wirkstoffseren auf Ölbasis sind auch ohne Konservierung lange haltbar.

Anti-Age-Serum

Phase A
0,07 g Hyaluronsäure, niedermolekular
0,07 g Hyaluronsäure, hochmolekular
0,1 g Xanthan transparent
1,25 g Weingeist
Phase B
19,5 g Rosenhydrolat
0,75 g Sodium PCA
0,4 g D-Panthenol
0,13 g Ectoin
0,5 g Lipodermin
Phase C
0,75 g Jojobaöl
0,5 g Centellaöl
0,5 g Avellanaöl
0,25 g Johannisbeeröl
Phase D
5 Tr. Paraben K oder Euxyl PE 9010.

> Feuchtigkeitsgel mit 8 % Fettphase für anspruchsvolle, feuchtigkeitsarme Haut als Ergänzungspflege und leichtes Augengel.
> Tipp: Sodium PCA kann durch Harnstoff (Urea) oder den Kombiwirkstoff »Feuchtigkeitsfaktor NMF« ersetzt werden.

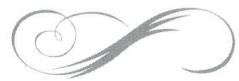

Multivitamin-Serum

Phase A
21,6 g Nerolihydrolat
0,3 g D-Panthenol
0,6 g Nicotinamid
Phase B
0,15 g Hyaluronsäure, niedermolekular
0,15 g Xanthan transparent
0,6 g Glycerin
Phase C
4,5 g Lipodermin
0,6 g Johannisbeeröl
3 Tr. Sanddornfruchtfleischöl
12 Tr. Vitamin-A-Palmitat
0,3 g Vitamin-E-Acetat
1 Tr. Rose
2 Tr. Grapefruit
Phase D
4 Tr. Euxyl K 700

> Leichtes Serum für reife, trockene, feuchtigkeitsarme Haut. Es reguliert die Keratin- und Kollagenbildung und erhöht die Hautfeuchtigkeit.
> Tipp: Probieren Sie das Serum auch mal mit Karottenhydrolat.

Hydrodispersionsgele

Wirkstoffseren

> Hydrodispersionsgel mit 25 % Fettphase für trockene, feuchtigkeitsarme und empfindliche Haut.
> Tipp: Sodium PCA kann durch Harnstoff (Urea) ersetzt werden.

Hydro-Balance-Gel

Phase A
28,5 g abgekochtes, destilliertes Wasser, auf 30 °C abgekühlt
1,5 g Sodium PCA
1,5 g D-Panthenol
1 g Natriumlaktat
2 Tr. Milchsäure
1 g Lipodermin

Phase B
0,25 g Carboxymethylcellulose (CMC)
0,5 g Xanthan transparent
1,5 g Glycerin

Phase C
2,5 g Jojobaöl
2 g Neutralöl
2,5 g Sesamöl
2 g Squalan
1 g Avocadin
1,5 g Sheabutter
1 g Granatapfelsamenöl

Phase D
1 g Vitamin-E-Acetat
1 Tr. Rose
1 Tr. Marokk. Kamille
1 Tr. Weihrauch
10 Tr. Euxyl K 700

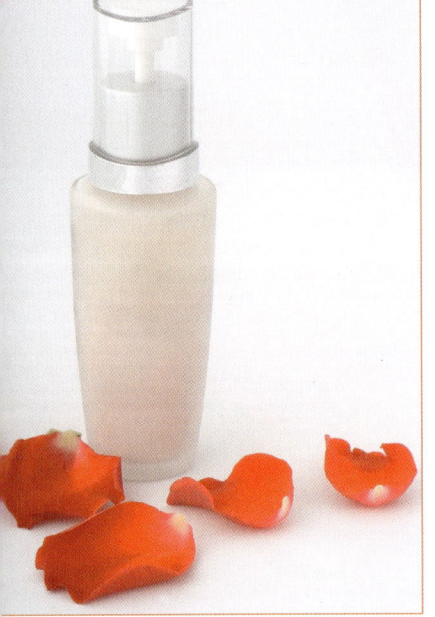

Alle Zutaten der Phase A der Reihe nach im Wasser lösen, Lipodermin zugeben und mit einem Mixer kräftig verrühren. Gelbildner in Glycerin dispergieren, Phase A mit einem Spatel untermischen. Phase C mischen und schmelzen, portionsweise in Phase AB einrühren, mit Phase D ergänzen und in eine Tube oder einen Pumpspender füllen.

WIRKSTOFFSEREN

Wildrosen-Serum

2 g Jojobaöl
6,5 g Teesamenöl
1 g Wildrosenöl
0,5 g Dermafeel-Öl
1 Tr. Geranium
1 Tr. Bergamotte

Für empfindliche Haut; lindert entzündliche Hautveränderungen und verbessert die Elastizität der Haut.

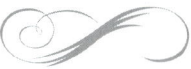

Holunder-Serum

2 g Jojobaöl
6,5 g Traubenkernöl
1 g Holundersamenöl
10 Tr. Isopropylmyristat
1 Tr. Zitrone
1 Tr. Myrte

Für normale Haut und Mischhaut; wirkt beruhigend bei Entzündungen und reguliert den Talgfluss.

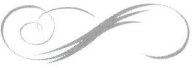

Granatapfel-Serum

2 g Jojobaöl
6,5 g Aprikosenkernöl
1 g Granatapfelsamenöl
10 Tr. Squalan
1 Tr. Rose
1 Tr. Orange süß

Für trockene Haut; fördert die Zellneubildung, regeneriert und strafft die Haut.

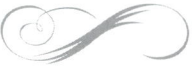

Johannisbeer-Serum

2 g Jojobaöl
6,5 g Avellanaöl
1 g Johannisbeeröl
0,5 g Dermafeel-Öl
1 Tr. Karottensamen
1 Tr. Grapefruit

Für reife, anspruchsvolle Haut; es wirkt straffend auf die Kollagenfasern und regeneriert die Haut.

Aromakosmetische Ölseren

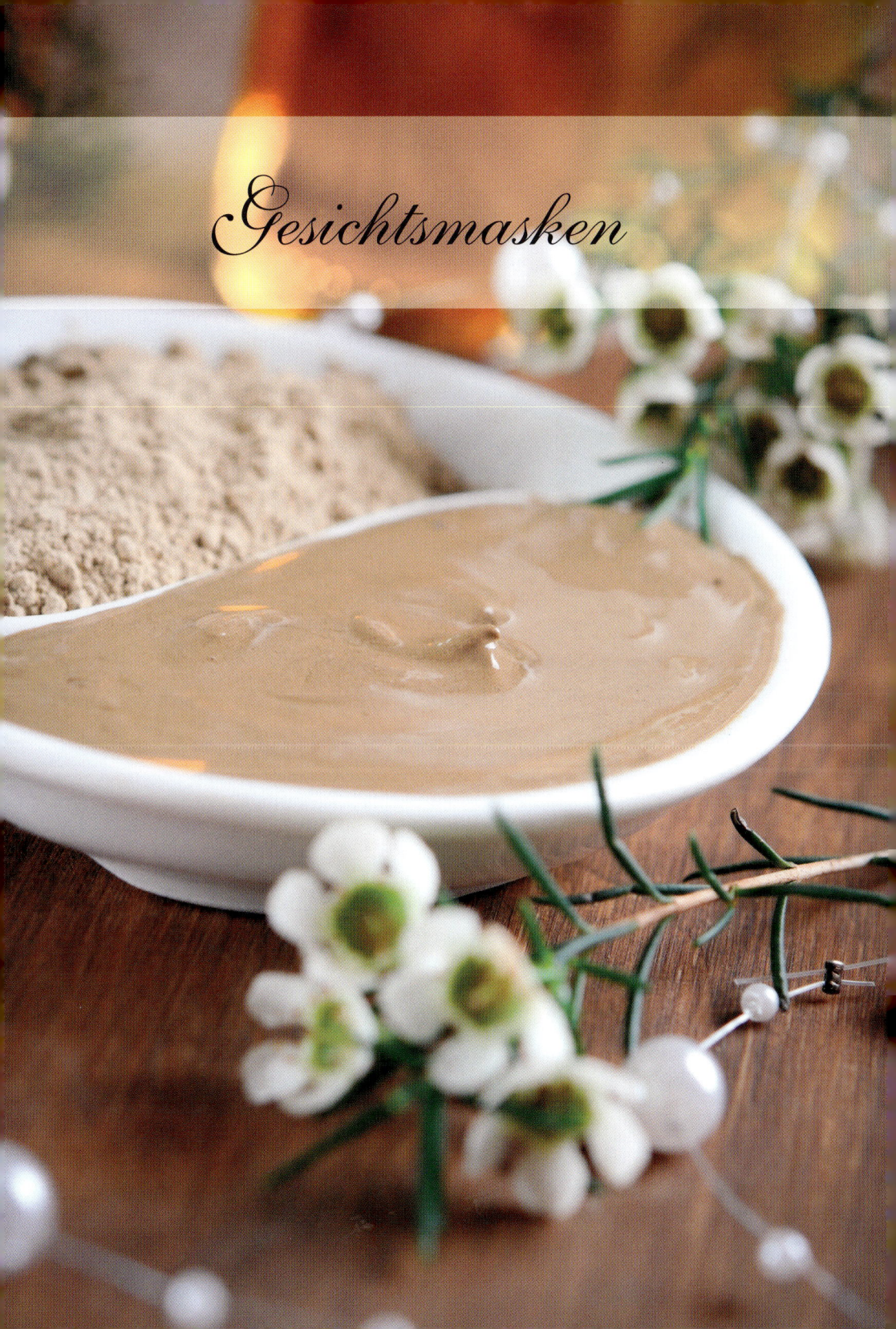
Gesichtsmasken

GESICHTSMASKEN

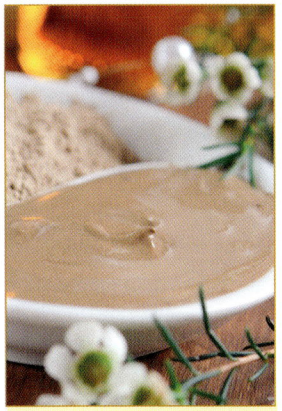

Zubereitung der Gesichtsmasken

Gönnen Sie sich ab und an eine kleine Auszeit mit einer Gesichtsmaske – z. B. wenn Ihre Haut grau und fahl aussieht. Wenn eine überstandene Krankheit ihre Spuren hinterlassen hat oder wenn nach einem stressigen Arbeitstag für den Abend ein Date geplant ist.

Zubereitung der Fruchtmasken: In einer Schale der Reihe nach alle Zutaten trocken vermischen. Falls eines der Pulver Krümel im Produkt hinterlässt, füllen Sie die Pulvermischung in den Mörser und reiben Sie so lange, bis alle Bestandteile gut gemischt sind. Füllen Sie das Pulver in eine gut verschließbare Dose und lagern Sie es trocken und kühl.

Anwendung: Mischen Sie kurz vor Gebrauch einen gehäuften Teelöffel der Pulvermischung mit etwas Hydrolat zu einem streichfähigen Brei. Bei Bedarf können Sie noch einige Tropfen Pflanzenöl zufügen. Dies ist besonders bei fettarmer, trockener Haut empfehlenswert, da Tonerde auch Lipide bindet. Verteilen Sie den Brei gleichmäßig auf dem gereinigten Gesicht. Sparen Sie Augen- und Mundpartie großzügig aus. Lassen Sie die Maske 15 bis 20 Minuten einwirken. Nach der Einwirkzeit spülen Sie die angetrocknete Maske mit reichlich lauwarmem Wasser gut ab. Tragen Sie anschließend Ihre gewohnte Pflegecreme auf.

Zubereitung der Gelmasken: Phase A in der Fantaschale mischen, Phase B in einem Glas mischen und unter Rühren mit dem Pistill zu Phase A gießen, weiterrühren, bis die Mischung andickt. Mit Phase C ergänzen und glatt rühren. Gelmaske in eine Tube füllen.

Anwendung: Verteilen Sie das Gel gleichmäßig auf das gereinigte Gesicht und den Hals. Sparen Sie Augen- und Mundpartie großzügig aus. Lassen Sie die Maske 20 bis 30 Minuten einwirken. Waschen Sie den angetrockneten Film mit reichlich lauwarmem Wasser ab. Tragen Sie anschließend Ihre gewohnte Pflegecreme auf.

GESICHTSMASKEN

Ananasmaske

15 g Ananasfruchtpulver
20 g Tonerde gelb
10 g Molke- oder Buttermilchpulver
5 g Honigpulver

Für Mischhaut, fette Haut, Aknehaut; wirkt reinigend, klärend, sanft peelend durch Enzyme.

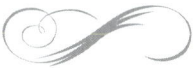

Aprikosenmaske

15 g Aprikosenfruchtpulver
20 g Tonerde rosa
10 g Mandelmilchpulver
5 g Honigpulver

Für trockene, empfindliche Haut; spendet Feuchtigkeit und beruhigt gereizte Haut.

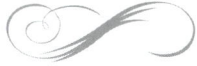

Bananenmaske

15 g Bananenpulver
20 g Tonerde gelb
10 g Joghurt- oder Milchpulver
5 g Honigpulver

Für trockene, feuchtigkeitsarme Haut; bindet Feuchtigkeit in der Hornschicht, macht die Haut samtig weich.

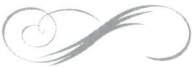

Orangenmaske

15 g Orangenpulver
20 g Tonerde weiß
10 g Buttermilch- oder Joghurtpulver
5 g Honigpulver

Für fahle, müde Haut; regt die Durchblutung an, vitalisiert und lässt die Haut strahlen.

Fruchtmasken

Gesichtsmasken

Gurkenmaske

> Für trockene Haut; lindert Reizungen, erfrischt und durchfeuchtet die Haut.

Phase A
1 g Carboxymethylcellulose (CMC)
0,25 g Xanthan transparent
5 g Glycerin
Phase B
34,5 g Lindenblütenhydrolat
0,05 g Aloevera 200:1
1 g Natriumlaktat
5 Tr. Milchsäure
10 g Gurkenextrakt
Phase C
10 Tr. Euxyl K 700

Algenmaske

> Für reife Haut; strafft und glättet die Haut, bindet viel Feuchtigkeit in die Hornschicht.

Phase A
1 g Carboxymethylcellulose (CMC)
5 g Glycerin
Phase B
30,5 g Myrtenhydrolat
10 Tr. Nuratin P
1,5 g Harnstoff
1 g Natural Betaine
10 g Algengelextrakt
Phase C
10 Tr. Euxyl K 700

Papayamaske

> Anti-Aging-Maske für reife Haut; durchfeuchtet die Haut, strafft und glättet das Hautbild.

Phase A
1 g Carboxymethylcellulose (CMC)
0,25 g Hyaluronsäure niedermolekular
5 g Glycerin
Phase B
31 g Nerolihydrolat
0,5 g Bienenhonig
1,5 g Seidenprotein
10 g Papayaextrakt
Phase C
10 Tr. Euxyl K 700

Feuchtigkeitsmasken

Grünteemaske

Phase A
1 g Carboxymethyl-
cellulose (CMC)
0,25 g Xanthan
transparent
5 g Glycerin
Phase B
30,5 g Hamamelis-
hydrolat

0,2 g Allantoin
1,5 g Sorbit
oder Harnstoff
1 g Niacinamid
10 g Grüntee-Extrakt
Phase C
10 Tr. Euxyl K 700

> Für fette, unreine Haut; verfeinert das Hautbild, lindert Entzündungen und reguliert den Talgfluss.

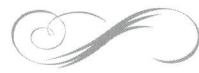

Ringelblumenmaske

Phase A
1 g Carboxymethyl-
cellulose (CMC)
0,25 g Xanthan
transparent
5 g Glycerin
Phase B
31 g Rosenhydrolat

1,5 g D-Panthenol
0,2 g Allantoin
0,5 g Ectoin
10 g Calendulaextrakt
Phase C
10 Tr. Euxyl K 700

> Für trockene, empfindliche Haut; lindert Entzündungen, stärkt die Abwehrkräfte und beruhigt gereizte Haut.

Feuchtigkeitsmasken

Deodorants

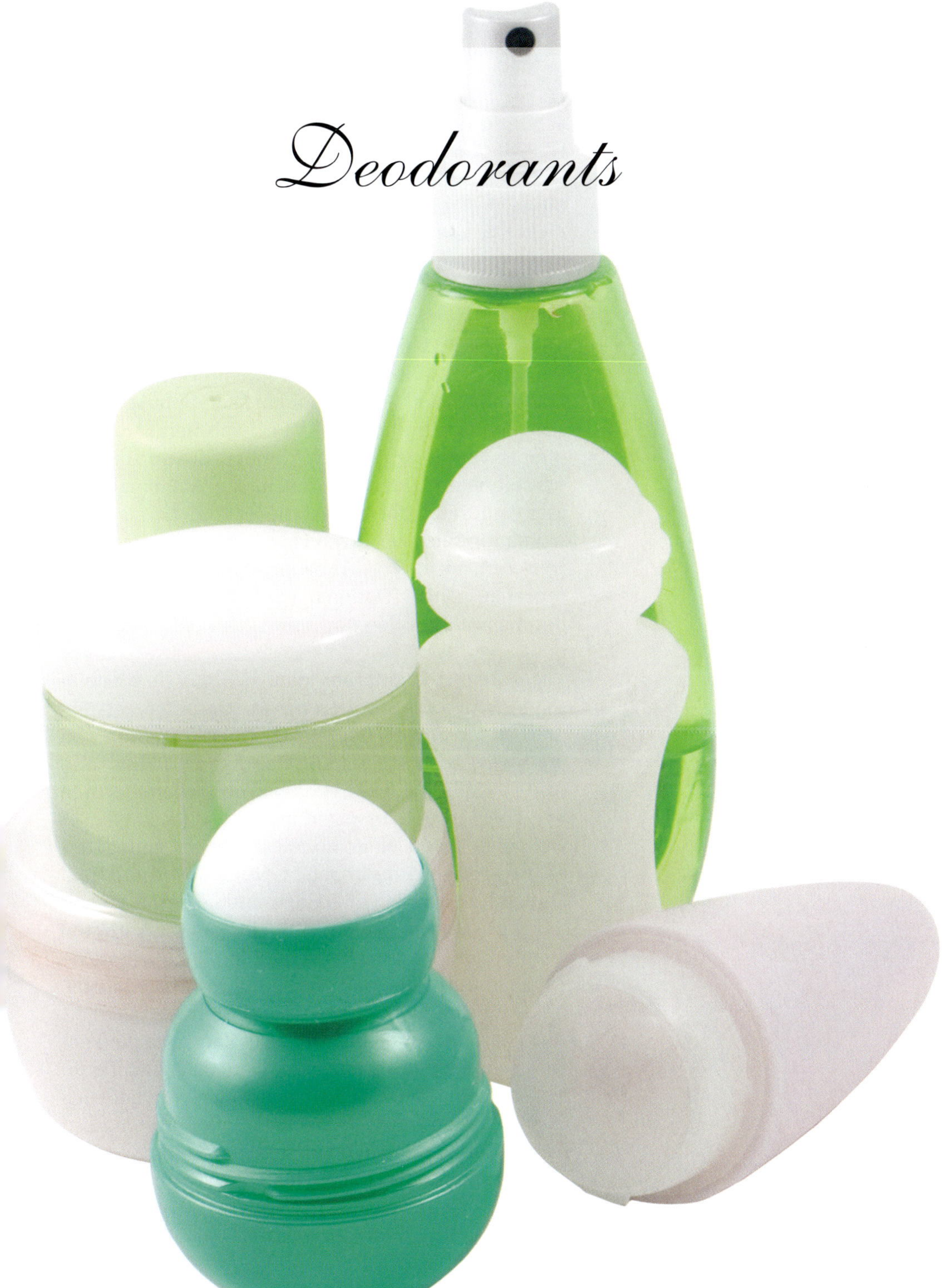

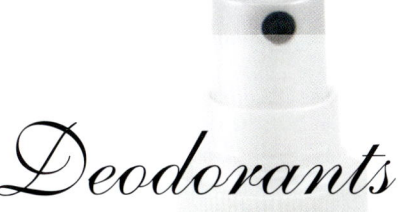

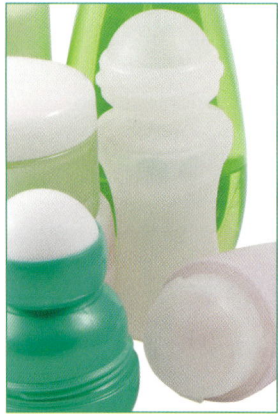

Schon in der Antike wurden parfümierte Salben zur Überdeckung des Körpergeruchs verwendet. Die heutigen Deoprodukte sind Weiterentwicklungen dieser Vorläufer. Im Jahr 1888 wurde in den USA das erste Marken-Deo entwickelt. Jahre später kam das erste Antitranspirant auf den Markt. Erst in den Vierziger- und Fünfzigerjahren wurden Deoprodukte einer breiten Käuferschicht zugänglich.

Der Markt bietet eine breite Palette an Produkten, die sich in zwei Hauptgruppen gliedern lassen: Deodorants und Antitranspirants. Sie unterscheiden sich deutlich in ihren Wirkmechanismen. Antitranspirants vermindern die Schweißproduktion in den Achselhöhlen. Dazu werden häufig Aluminiumderivate eingesetzt, die meist Auslöser von Allergien sind. Aluminiumsalze zersetzen Eiweißstoffe der Haut und *verkleben* mit diesen Abbauprodukten die Schweißdrüsenausgänge. Dadurch wird die Schweißabsonderung unterbunden und somit auch die Geruchsbildung.

Der Begriff Deodorant leitet sich aus dem lateinischen Wort »desodorieren« ab. Darunter versteht man das gezielte Überdecken oder Entfernen von unerwünschten Gerüchen. Deodorants haben also keinen Einfluss auf die Aktivität der Schweißdrüsen und die Schweißausscheidung. Die Wirksamkeit ist weitgehend von einer Kombination aus antibakteriell wirkenden Substanzen, Geruchsabsorbern und Duftstoffen abhängig. Zu den antibakteriell wirkenden Substanzen zählen z. B. Octopirox (Pirocton Olamin) und einige ätherische Öle. Zinc Rizinoleate, Zitronensäureester und Natriumbicarbonat sind die bekanntesten Geruchsabsorber. Ersteres ist auch als »Odex HT« bekannt. Natron, auch Backsoda genannt, wird schon lange als effektiver Geruchsvernichter im Haushalt eingesetzt. Seit einigen Jahren verwende ich es mit großem Erfolg als Deowirkstoff. Zitronensäureester zählt zu den sogenannten Enzymhibitoren, die den enzymatischen Abbau des Schweißes hemmen.

Deodorant Sensitiv

Phase A
1 g LV 41 oder Solubol
10 Tr. Farnesol
8 Tr. α-Bisabolol
3 g Zitronensäureester
2 Tr. Salbei
7 Tr. Zitrone
7 Tr. Grapefruit
2 Tr. Lavendel fein
2 Tr. Benzoe
2 g Glycerin
Phase B
91 g Hamamelishydrolat
Phase C
2 Tr. Milchsäure
20 Tr. Euxyl K 700

> Tipp: Messen Sie immer den pH-Wert der fertigen Formulierung – er sollte zwischen 4,5 und 5 eingestellt werden. Liegt er höher, verliert Zitronensäureester seine desodorierende Wirkung.

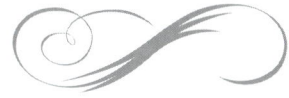

Basen-Deo

Phase A
48 g Zypressenhydrolat
6 g Natriumbicarbonat
Phase B
0,6 g LV 41 oder Solubol
2 Tr. α-Bisabolol
8 Tr. Vitamin-E-Acetat
3 Tr. Zitrone
3 Tr. Limette
1 Tr. Salbei
1 Tr. Zypresse
2 g Glycerin
Phase C
0,5 g Kieselsäure
0,6 g Zinkoxid
0,2 g Xanthan
Phase D
12 Tr. Euxyl PE 9010

> Der pH-Wert dieser Formulierung liegt bei 8. Die meisten Konservierer wirken hier nicht. Euxyl PE 9010 konserviert bis pH 12. Er ist ideal für dieses Deodorant. Alternativ können Sie auch mit Weingeist konservieren. Sie benötigen ca. 9 g – reduzieren Sie die Wassermenge entsprechend.

Hydrolat auf ca. 20 °C erwärmen und darin Natriumbicarbonat lösen. Phase B separat mischen und unter Rühren zu Phase A gießen. Alle Pulver (Phase C) in einem Glas mischen, Phase AB unter Rühren mit einem Spatel zugießen, konservieren. Zum Schluss kurz mit einem Mixer durchrühren, in eine Roll-On-Flasche füllen.

Deospray, Deo Roll-On

Deodorants

> Tipp: Seidenpulver verleiht der Deocreme ein besonders seidiges Hautgefühl. Sollten Sie es nicht zur Hand haben, können Sie es durch die gleiche Menge Iriswurzelpulver ersetzen.

Deocreme I

Phase A
3 g Dermafeel-Öl
2,5 g Neutralöl
1 g Zitronensäureester
1 g Tegosoft PSE 141
1 g Glycerinstearat SE
1 g Cetylalkohol
0,5 g Ceralan
0,5 g Seidenpulver
0,5 g Zinkoxid
0,1 g Xanthan

Phase B
36 g Salbeihydrolat
1,5 g Glycerin

Phase C
5 Tr. Farnesol
10 Tr. Euxyl K 700
4 Tr. Milchsäure
2 Tr. Sandelholz
5 Tr. Bergamotte
2 Tr. Geranium

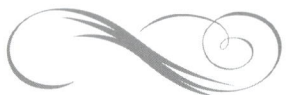

> Der pH-Wert der Emulsion sollte sich im Bereich zwischen 6 und 7 bewegen. Euxyl PE 9010 ist für diese Formulierung der optimale Konservierungsstoff.

Deocreme II

Phase A
2,5 g Dermafeel-Öl
2,5 g Neutralöl
1,5 g Kokosöl
1 g Tegosoft PSE 141
1 g Glycerinstearat SE
1 g Cetylalkohol
0,5 g Zinkoxid
0,5 g Iriswurzelpulver
0,1 g Xanthan

Phase B
33,5 g Salbeihydrolat
1,5 g Glycerin

Phase C
2,5 g Weingeist
0,15 g Pirocton Olamin

Phase D
5 Tr. Farnesol
10 Tr. Euxyl PE 9010
4 Tr. Grapefruit
2 Tr. Zypresse
2 Tr. Benzoe

Deodorants

Fußdeo-Spray

Phase A
1 g LV41 oder Solubol
10 Tr. Farnesol
3 g Zitronensäureester
2 Tr. Salbei
8 Tr. Zitrone
2 Tr. Lavendel fein
4 Tr. Zypresse
2 Tr. Vetiver
20 g Weingeist

Phase B
51 g Myrtenhydrolat
17 g Sandelholzhydrolat
5 g Propylenglykol

Phase C
2 Tr. Milchsäure
20 Tr. Euxyl K 700

> Tipp: Messen Sie immer den pH-Wert der fertigen Formulierung – er sollte zwischen 4,5 und 5 eingestellt werden. Liegt er höher, verliert Zitronensäureester seine desodorierende Wirkung.

Fußdeo-Puder

Phase A
8 g Kartoffelstärke
6 g Magnesiumstearat
3 g Iriswurzelpulver fein gemahlen
0,4 g Kieselsäure
1 g Zinkoxid

Phase B
0,1 g Menthol kristallin
0,2 g Harnstoff
2 Tr. Farnesol
8 Tr. Squalan
8 Tr. Zitronensäureester
1 Tr. Salbei
1 Tr. Zypresse
2 Tr. Zitrone

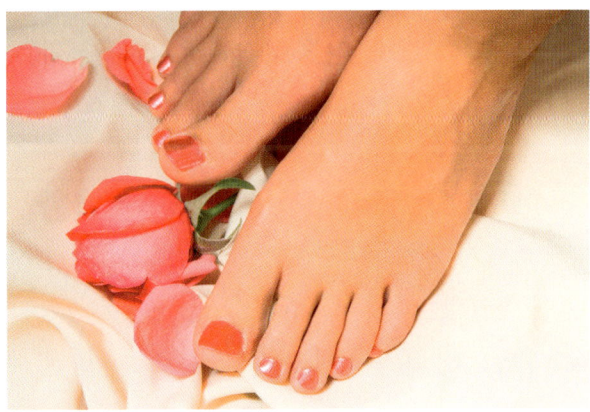

In einer Schüssel alle Zutaten der Phase A mischen. Harnstoff und Menthol so fein wie möglich mörsern und die restlichen Stoffe der Phase B untermischen. Phase A teelöffelweise zugeben und gut verreiben. Portionsweise durch ein feines Haarsieb streichen und in eine flache Dose füllen.

Deodorants

Tipp: Falls Sie Dermafeel-Öl nicht zur Hand haben, nehmen Sie die gleiche Menge Isopropylmyristat oder Squalan. Statt Pfefferminzhydrolat können Sie jedes andere Hydrolat oder abgekochtes, destilliertes Wasser verwenden. Ein Tropfen blaue Lebensmittelfarbe lässt das Gel auch optisch kühl wirken.

Kühlendes Fußgel

Phase A
0,5 g Xanthan transparent
0,5 g Cellulose (CMC)
1,5 g Glycerin
Phase B
39,5 g Pfefferminzhydrolat
0,5 g Totes-Meer-Salz
0,05 g Aloevera 200:1
1 g D-Panthenol
Phase C
2,5 g Weingeist
0,25 g Menthol
Phase D
3 g Dermafeel-Öl
1 Tr. Milchsäure
10 Tr. Euxyl K 700

Beide Gelbildner im Glycerin dispergieren, alle Zutaten der Phase B mischen und unter Rühren mit einem Spatel zu Phase A gießen. Menthol im Weingeist lösen und ins Gel einrühren, mit Phase D ergänzen und in eine Tube füllen.

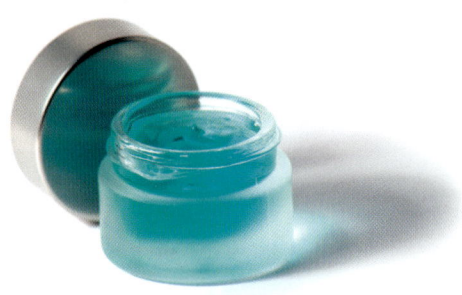

Fußdeodorant

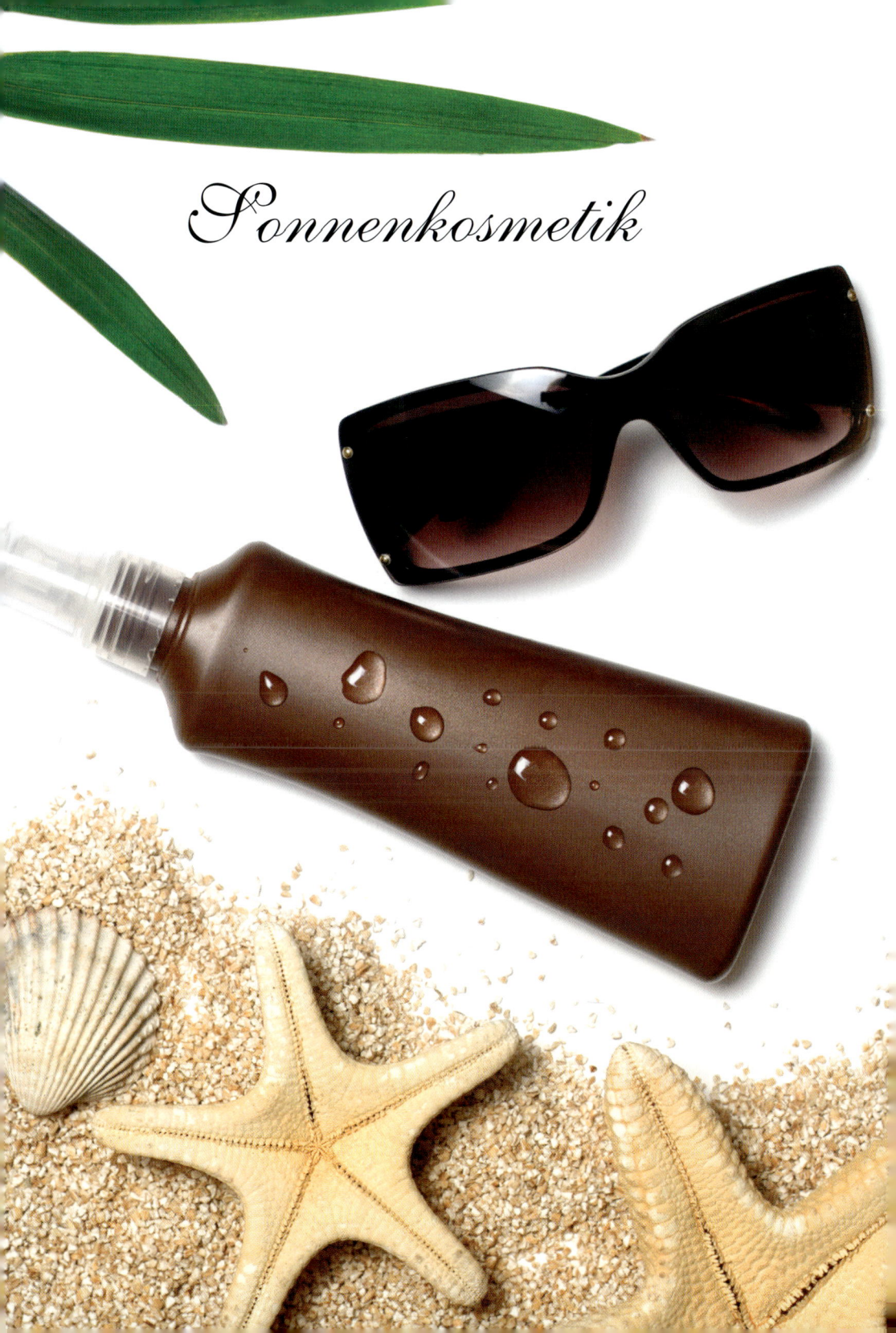

Sonnenkosmetik

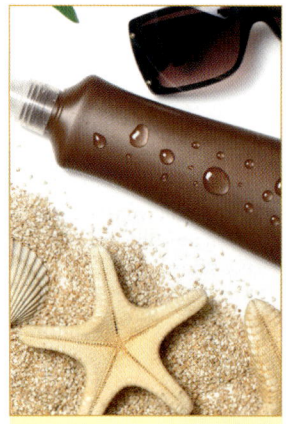

Der Lichtschutzfaktor (LSF) gibt an, um wie viel länger man sich mit der entsprechenden Sonnenschutzcreme in der Sonne aufhalten kann, ohne einen Sonnenbrand zu bekommen. Jeder Mensch verfügt über eine sogenannte Eigenschutzzeit. Sie ist je nach Hauttyp sehr unterschiedlich ausgeprägt. Wie lange Sie mit welchem Lichtschutzfaktor in der Sonne bleiben können, lässt sich anhand einer einfachen Formel errechnen: Eigenschutzzeit x Lichtschutzfaktor = die maximale Zeit pro Tag, sich ohne Sonnenbrand in der Sonne aufzuhalten. Weitere Faktoren wie die Reflektion des Wassers am Strand oder des Schnees im Hochgebirge spielen eine wichtige Rolle bei der Ermittlung des richtigen Lichtschutzfaktors.

Es gibt zwei Arten von Sonnenschutzfiltern mit unterschiedlichen Wirkmechanismen: die chemischen und die mineralischen. Die chemischen Filtersubstanzen wirken *in* der Haut, das heißt, sie dringen in die Haut ein und können erst dort ihre Wirkung entfalten. Daher ist es wichtig, diese Sonnenschutzmittel bereits vor Verlassen des Hauses aufzutragen. Die mineralischen Lichtschutzfilter wirken *auf* der Haut. Die Pigmente legen sich wie eine schützende Decke auf die Hautoberfläche. Dort absorbieren und reflektieren sie das schädliche UV-Licht. Je nach Dosierung im Produkt kann man von Sunblockern sprechen, denn sie filtern sowohl UV-A- als auch UV-B-Strahlen. Ihr Nachteil liegt darin, dass sie sich durch Tragen von Kleidung oder Liegen am Strand leicht abreiben lassen. Dadurch entstehen Schutzlücken, die durch häufiges Nachcremen geschlossen werden müssen. Generell gilt: Sonnenschutzcremes sind nur dann richtig wirksam, wenn sie in ausreichender Menge aufgetragen und in regelmäßigen Abständen erneuert werden. Allerdings wird durch Nachcremen nicht die Sonnenaufenthaltsdauer verlängert. Ist Ihre *Sonnenzeit* aufgebraucht, gehen Sie in den Schatten – Ihrer Hautgesundheit zuliebe.

SONNENKOSMETIK

Sonnenschutzlotion LSF 8

Phase A
5 g abgekochtes,
destilliertes Wasser,
auf 30 °C abgekühlt
5 g Glycerin
2 g Ectoin
4 g D-Panthenol
16 g Weingeist
12 g SoFi W 50 %
Phase B
6 g Jojobaöl
10 g Neutralöl
6 g Babassuöl
4 g Isopropylmyristat

4 g Glycerinstearat SE
2 g Tegosoft MM
2 g Cetylalkohol
4 g Mangobutter
4 g SoFi O
0,4 g Xanthan
Phase C
105 g abgekochtes,
destilliertes Wasser
2 g TegoCare CG 90
Phase D
4 g Vitamin-E-Acetat
40 Tr. Euxyl PE 9010
8 Tr. Duft nach Wunsch

Tipp: Sonnenschutz-
produkte, die SoFi W
enthalten, sollten
auf pH-Wert 6–7
eingestellt werden.
Deshalb können Sie
nur säureunabhängige
Konservierungsstoffe
wie Euxyl PE 9010 oder
Paraben K verwenden.

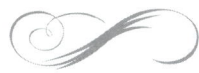

Sonnenschutzlotion LSF 12

Phase A
5 g abgekochtes,
destilliertes Wasser,
auf 30 °C abgekühlt
5 g Glycerin
2 g Ectoin
4 g D-Panthenol
16 g Weingeist
12 g SoFi W 50 %
Phase B
6 g Jojobaöl
10 g Neutralöl
6 g Babassuöl
4 g Isopropylmyristat

4 g Glycerinstearat SE
2 g Tegosoft MM
2 g Cetylalkohol
4 g Mangobutter
4 g SoFi O
0,4 g Xanthan
Phase C
105 g abgekochtes,
destilliertes Wasser
2 g TegoCare CG 90
Phase D
4 g Vitamin-E-Acetat
40 Tr. Euxyl PE 9010
8 Tr. Duft nach Wunsch

Sonnenkosmetik

Die Sonnenschutzpräparate wurden über Jahre hinweg ausgiebig getestet und haben sich gut bewährt.

Alle Lotionen sind O/W-Emulsionen mit einem Fettgehalt von 20 %. Sie lassen sich sehr gut auftragen, kleben nicht und ziehen schnell ein.

Sonnenschutzlotion LSF 16

Phase A
5 g abgekochtes, destilliertes Wasser, auf 30 °C abgekühlt
5 g Glycerin
2 g Ectoin
4 g D-Panthenol
16 g Weingeist
12 g SoFi W 50 %
Phase B
6 g Jojobaöl
10 g Neutralöl
6 g Babassuöl
4 g Isopropylmyristat
4 g Glycerinstearat SE
2 g Tegosoft MM
2 g Cetylalkohol
4 g Mangobutter
10 g SoFi O
0,4 g Xanthan
Phase C
99 g abgekochtes, destilliertes Wasser
2 g TegoCare CG 90
Phase D
4 g Vitamin-E-Acetat
40 Tr. Euxyl PE 9010
8 Tr. Duft nach Wunsch

Sonnenschutzlotion LSF 20

Phase A
5 g abgekochtes, destilliertes Wasser, auf 30 °C abgekühlt
5 g Glycerin
2 g Ectoin
4 g D-Panthenol
16 g Weingeist
12 g SoFi W 50 %
Phase B
6 g Jojobaöl
10 g Neutralöl
6 g Babassuöl
4 g Isopropylmyristat
4 g Glycerinstearat SE
2 g Tegosoft MM
2 g Cetylalkohol
8 g SoFi O
6 g SoFi Tix Pulver
4 g Mangobutter
0,4 g Xanthan
Phase C
100 g abgekochtes, destilliertes Wasser
2 g TegoCare CG 90
Phase D
4 g Vitamin-E-Acetat
40 Tr. Euxyl PE 9010
8 Tr. Duft nach Wunsch

Sonnenschutzlotion LSF 10

Phase A
5 g abgekochtes,
destilliertes Wasser,
auf 30 °C abgekühlt
5 g Glycerin
2 g Ectoin
4 g D-Panthenol
16 g Weingeist
Phase B
6 g Jojobaöl
10 g Neutralöl
6 g Babassuöl
4 g Isopropylmyristat
4 g Glycerinstearat SE

2 g Tegosoft MM
2 g Cetylalkohol
10 g SoFi Tix Pulver
4 g Mangobutter
0,4 g Xanthan
Phase C
110 g abgekochtes,
destilliertes Wasser
2 g TegoCare CG 90
Phase D
4 g Vitamin-E-Acetat
40 Tr. Euxyl K 700
4 Tr. Milchsäure
8 Tr. Duft nach Wunsch

Tipp: Um einen gleichmäßigen UV-Schutz zu erreichen, muss das SoFi Tix Pulver sehr fein in der Ölphase verteilt sein. Mixen Sie daher die Fettphase nach Zugabe des Pulvers mit einem Stabmixer gründlich durch. Erst dann Butter und Xanthan zugeben.

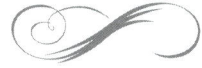

Sonnenschutzlotion LSF 12

Phase A
5 g abgekochtes,
destilliertes Wasser,
auf 30 °C abgekühlt
5 g Glycerin
2 g Ectoin
4 g D-Panthenol
16 g Weingeist
Phase B
6 g Jojobaöl
10 g Neutralöl
6 g Babassuöl
4 g Isopropylmyristat
4 g Glycerinstearat SE

2 g Tegosoft MM
2 g Cetylalkohol
12 g SoFi Tix Pulver
4 g Mangobutter
0,4 g Xanthan
Phase C
108 g abgekochtes,
destilliertes Wasser
2 g TegoCare CG 90
Phase D
4 g Vitamin-E-Acetat
40 Tr. Euxyl K 700
4 Tr. Milchsäure
8 Tr. Duft nach Wunsch

> Tipp: Ectoin schützt die Haut vor UV-Stress und unterstützt die Wirkung des Sonnenfilters. Ectoin ist ein hochwirksamer aber leider teurer Rohstoff. Ich kenne keinen Stoff, der Ectoin angemessen ersetzen könnte. Lassen Sie ihn notfalls weg.

Sonnenschutzlotion LSF 14

Phase A
5 g abgekochtes, destilliertes Wasser, auf 30 °C abgekühlt
5 g Glycerin
2 g Ectoin
4 g D-Panthenol
16 g Weingeist

Phase B
6 g Jojobaöl
10 g Neutralöl
6 g Babassuöl
4 g Isopropylmyristat
4 g Glycerinstearat SE

2 g Tegosoft MM
2 g Cetylalkohol
14 g SoFi Tix Pulver
4 g Mangobutter
0,4 g Xanthan

Phase C
106 g abgekochtes, destilliertes Wasser
2 g TegoCare CG 90

Phase D
4 g Vitamin-E-Acetat
40 Tr. Euxyl K 700
4 Tr. Milchsäure
8 Tr. Duft nach Wunsch

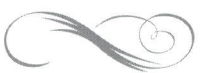

Sonnenschutzlotion LSF 18

Phase A
5 g abgekochtes, destilliertes Wasser, auf 30 °C abgekühlt
5 g Glycerin
2 g Ectoin
4 g D-Panthenol
16 g Weingeist

Phase B
6 g Jojobaöl
10 g Neutralöl
6 g Babassuöl
4 g Isopropylmyristat
4 g Glycerinstearat SE

2 g Tegosoft MM
2 g Cetylalkohol
18 g SoFi Tix Pulver
4 g Mangobutter
0,4 g Xanthan

Phase C
102 g abgekochtes, destilliertes Wasser
2 g TegoCare CG 90

Phase D
4 g Vitamin-E-Acetat
40 Tr. Euxyl K 700
4 Tr. Milchsäure
8 Tr. Duft nach Wunsch

Sonnenschutzlotion LSF 20

Phase A
5 g abgekochtes, destilliertes Wasser, auf 30 °C abgekühlt
5 g Glycerin
2 g Ectoin
4 g D-Panthenol
16 g Weingeist

Phase B
6 g Jojobaöl
10 g Neutralöl
6 g Babassuöl
4 g Isopropylmyristat
4 g Glycerinstearat SE

2 g Tegosoft MM
2 g Cetylalkohol
20 g SoFi Tix Pulver
4 g Mangobutter
0,4 g Xanthan

Phase C
100 g abgekochtes, destilliertes Wasser
2 g TegoCare CG 90

Phase D
4 g Vitamin-E-Acetat
40 Tr. Euxyl K 700
4 Tr. Milchsäure
8 Tr. Duft nach Wunsch

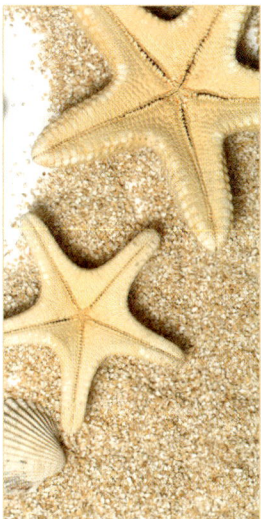

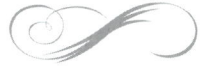

Sonnenschutz-Ölgel LSF 20

Phase A
20 g Jojobaöl
10 g Dermafeel-Öl
10 g SoFi Tix Pulver

Phase B
48 g Neutralöl
7 g Ceralan
5 g Mangobutter

Phase C
4 Tr. Duft nach Wunsch

Zubereitung: SoFi Tix Pulver in den Mörser geben. Beide Öle mischen und langsam mit dem Pulver zu einer Paste verreiben. Achtung: Das Pulver staubt sehr stark – tragen Sie ggf. eine Atemschutzmaske.
Alle Zutaten der Phase B mischen und im Wasserbad schmelzen. Nun die SoFi Tix Paste zum heißen Öl geben und nochmals erhitzen. Im kalten Wasserbad auf 30 °C abkühlen und mit Phase D ergänzen.

Sonnenschutz-Cremefluid LSF 20

Das Cremefluid wird ohne klassische Emulgatoren und ohne Duftstoffe hergestellt. Es ist daher besonders für sehr empfindliche und sonnenempfindliche Haut geeignet.

Phase A
4 g Carboxymethylcellulose (CMC)
1 g Xanthan transparent
10 g Glycerin

Phase B
112 g abgekochtes, destilliertes Wasser, auf 30 °C abgekühlt
2 g Ectoin
4 g D-Panthenol

Phase C
4 g Avocadin
10 g Neutralöl
6 g Jojobaöl
10 g Dermafeel-Öl
6 g Mangobutter
4 g Lysolecithin
20 g SoFi Tix Pulver

Phase D
4 g Vitamin-E-Acetat
40 Tr. Euxyl K 700
4 Tr. Milchsäure

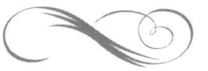

Lippenpflege mit UV-Schutz

Tipp: Mit einem kleinen Teigschaber aus Silikon lässt sich die SoFi Tix Paste sehr gut aus dem Mörser kratzen. Mit den angegebenen Mengen können Sie vier normale Pflegestifthülsen füllen.

Phase A
2 g SoFi Tix Pulver
6 g Zitronensäureester

Phase B
4 g Jojobaöl
2,5 g Rizinusöl

1 g Squalan
4,5 g Bienenwachs
2,5 g Candelillawachs
1 g Carnaubawachs
2,5 g Lanolin
2 g Mangobutter

Zutaten der Phase A im Mörser gründlich und krümelfrei verreiben. Alle Fette der Phase B schmelzen, SoFi Tix Paste zugeben und erhitzen. Nach Wunsch und Geschmack Lebensmittelaromen untermischen und sofort in Pflegestifthülsen füllen. Im Kühlschrank eine Stunde fest werden lassen.

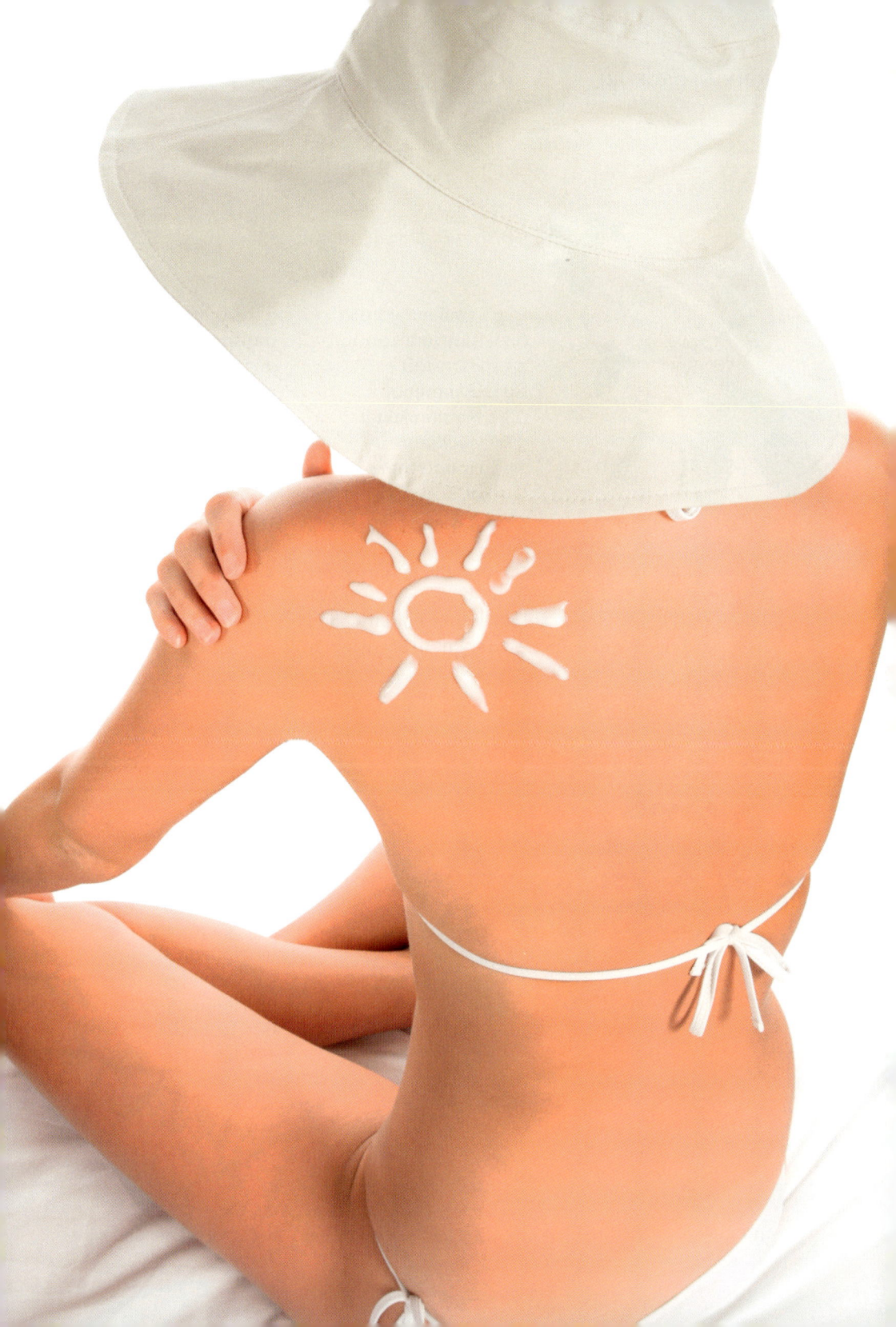

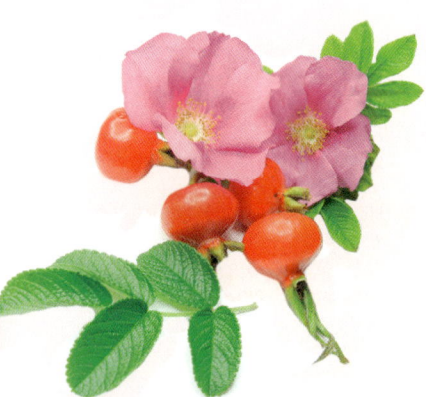

Sonnenbrand-Fluid

Phase A
32 g Kamillenhydrolat
0,1 g Aloevera 200:1
2,5 g Harnstoff
2 g D-Panthenol
0,5 g Natriumlaktat
5 Tr. Milchsäure
2,5 g Lipodermin

Phase B
0,5 g Xanthan transparent
0,15 g Hyaluronsäure niedermolekular
4 g Weingeist

Phase C
5 Tr. α-Bisabolol
2,5 g Wildrosenöl
1 g Squalan
20 Tr. Lavendel fein
5 Tr. Immortelle
10 Tr. Euxyl K 700

Alle Stoffe der Phase A mischen und mit einem Mixer verquirlen. Aus den Zutaten der Phase B ein Gel herstellen und Phase A unter Rühren mit einem Spatel untermischen. Mit den Zutaten der Phase C ergänzen.

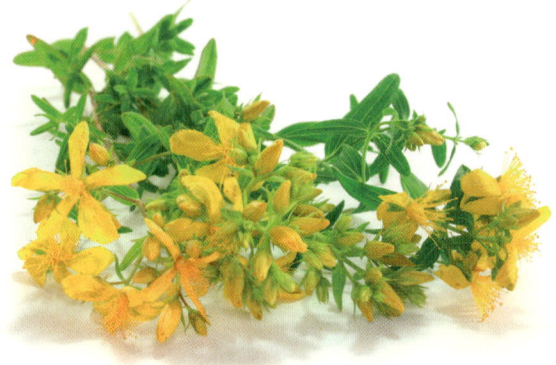

Sonnenbrand-Öl

26 g Aloeveraöl
7,5 g Dermafeel-Öl oder Neutralöl
10 g Johanniskrautöl
5 g Nachtkerzenöl
1 g Vitamin-E-Acetat
6 Tr. Lavendel
4 Tr. Immortelle

SONNENKOSMETIK

After-Sun-Bodylotion I

Phase A
10 g Nerolihydrolat
0,2 g Aloevera 200:1
4 g D-Panthenol
1 g Allantoin
Phase B
1 g Xanthan transparent
6 g Glycerin
Phase C
4 g Jojobaöl
10 g Neutralöl
10 g Mandelöl
4 g Wildrosenöl

3 g Cetylalkohol
6 g Sheabutter
Phase D
134 g Nerolihydrolat
3 g TegoCare CG 90
Phase E
5 Tr. Bergamotte
6 Tr. Petitgrain
2 Tr. Rosengeranium
3 Tr. Lavendel
40 Tr. Euxyl K 700
4 Tr. Milchsäure

> Lotion mit 20 % Fettphase, sie regeneriert und beruhigt sonnengestresste Haut, füllt das Wasserdepot der Hornschicht wieder auf. Die Lotion lässt sich gut verteilen und zieht schnell ein, ohne einen Fettfilm zu hinterlassen.

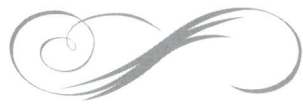

After-Sun-Bodylotion II

Phase A
20 g Lindenblütenhydrolat
6 g Harnstoff
4 g D-Panthenol
4 g Natriumlaktat
20 Tr. Milchsäure
Phase B
6 g Jojobaöl
10 g Babassuöl
11 g Aprikosenkernöl
5 g Sojaöl
2 g Tegosoft MM
6 g Montanov L

5 g Mangobutter
20 Tr. Sanddornfruchtfleischöl
Phase C
112 g Lindenblütenhydrolat
Phase D
4 g Vitamin-E-Acetat
40 Tr. Euxyl K 700
8 Tr. Grapefruit
2 Tr. Ylang-Ylang
5 Tr. Rosenholz
5 Tr. Pfefferminze

> Lotion mit 23 % Fettphase; sie spendet sehr viel Feuchtigkeit, beruhigt und regeneriert sonnenverwöhnte Haut.

After-Sun-Pflege

Bodysplash I

Das ölfreie Bodysplash erfrischt und spendet reichlich Feuchtigkeit. Verteilen Sie das Splash großzügig auf dem Körper.

Phase A
72 g Nerolihydrolat
3 g Harnstoff
2 g Natriumlaktat
10 Tr. Milchsäure
10 g Lipodermin

Phase B
0,5 g Hyaluronsäure niedermolekular
10 g Weingeist

Phase C
10 Tr. Petitgrain
5 Tr. Bergamotteminze
5 Tr. Magnolienblätter
20 Tr. Euxyl K 700

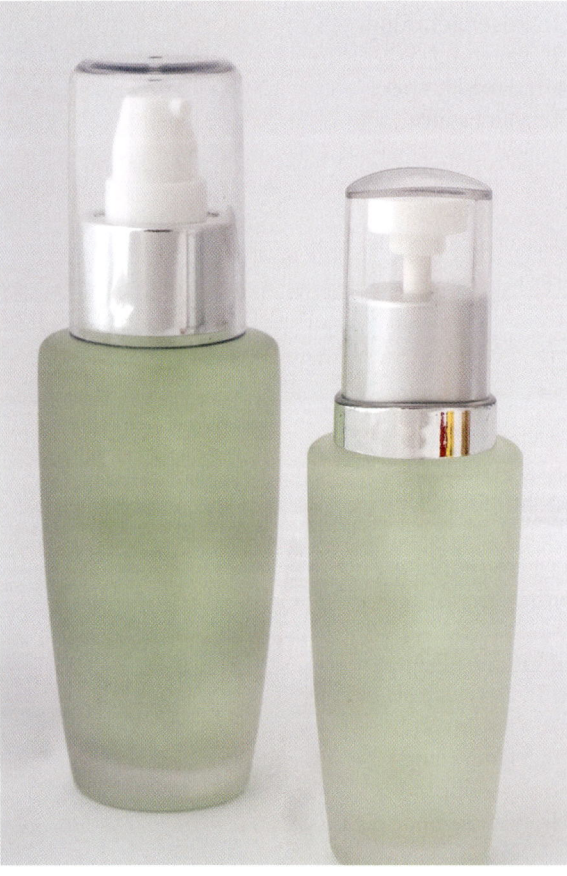

Bodysplash II

Phase A
0,5 g Xanthan transparent
3 g Glycerin
2 Tr. Bergamotteminze
3 Tr. Grapefruit
3 Tr. Petitgrain Zitrone
2 Tr. Speiklavendel

Phase B
40 g Pfefferminzhydrolat
38 g Aloeveragel 1:1
5 g Niacinamid
2 g D-Panthenol
10 g Gurkenextrakt

Phase C
10 Tr. Euxyl PE 9010

Wellness

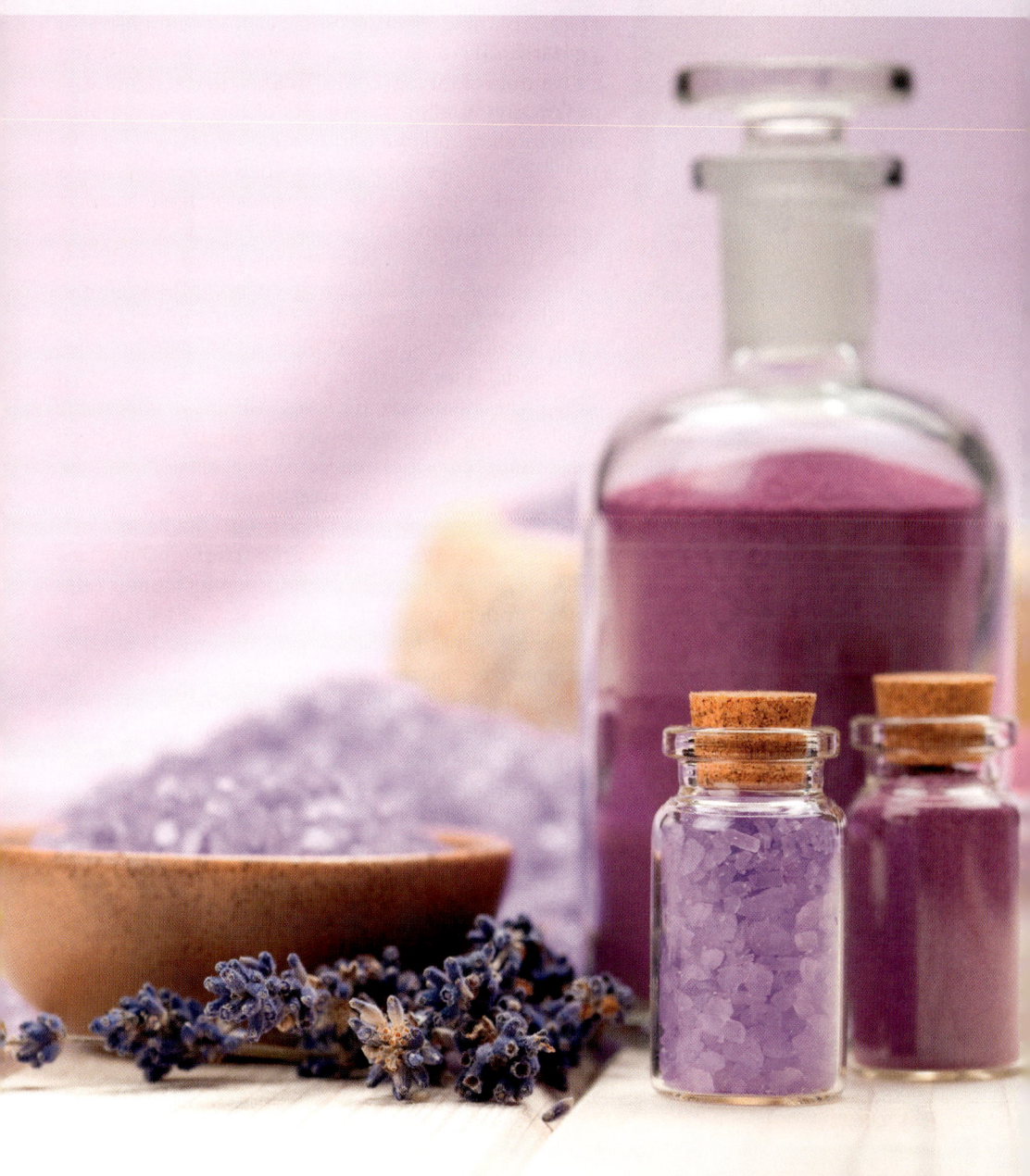

Wellness

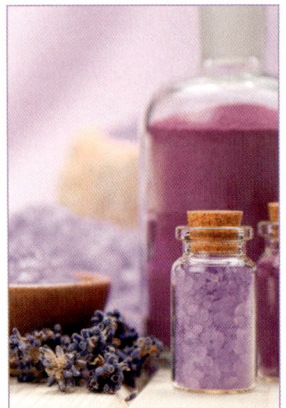

Der Begriff Wellness wurde erstmals in einer Monografie von Sir A. Johnson im Jahr 1654 literarisch erfasst und mit »gute Gesundheit« übersetzt. Es handelt sich hierbei um einen Prozess ganzheitlichen Wohlbefindens im Kontext gesundheitsfördernder Maßnahmen. Damit ist eine genussvolle, gesunde Lebensweise gemeint. Der Begriff setzt sich aus den englischen Worten »Well-being« und »Fitness« bzw. »Happiness« zusammen. Wellness bedeutet also, sich wohlfühlen, eine gute körperliche und geistige Verfassung bewahren oder erlangen und dabei Spaß haben. Wellness schließt ebenso alles rund um die Schönheit, Entspannung und Erholung ein.

Die Wellness-Bewegung der 70er-Jahre ließ daraus einen ganzen Industriezweig entstehen – Wellness-Hotels, Wellness-Bäder und Fitness-Center, ja sogar Wellness-Kleidung und Wellness-Lebensmittel sind im Handel. Der Begriff ist nicht geschützt und wird daher oft inflationär für alles Mögliche gebraucht. Wellness ist jedoch nicht nur ein Modetrend, sondern beschreibt eine bestimmte Lebenseinstellung, die Körper und Seele in Einklang bringen soll. Ziel ist es, Kräfte zu sammeln, die Batterien neu aufzuladen, sich verwöhnen zu lassen, sich für die schönen Dinge des Lebens Zeit zu nehmen, sich für einen Moment der Ruhe aus dem Alltag auszuklinken.

Es muss nicht immer ein teures Wellness-Hotel sein, auch im heimischen Badezimmer lassen sich einige Anwendungen durchführen. Dazu zählen vor allem Badeöle und -salze mit ätherischen Ölen, aber auch wohlduftende Massageöle und Körperpeelings.

Duftendes Badesalz, pflegendes Badeöl, Massageöl und -creme sind schnell zubereitet. Die Produkte müssen nicht konserviert werden, weil sie kein Wasser enthalten. Dennoch sind sie lange haltbar. Füllen Sie Badeöle, -salze und Massageprodukte mit ätherischen Ölen vorzugsweise in Glasbehälter. Diese lassen sich leicht reinigen und nehmen Düfte nicht dauerhaft an.

Badesalz-Basis 1

70 g Totes-Meer-Salz
56 g Bittersalz
(Natriumsulfat)
70 g Natriumbicarbonat

Badeöl-Basis 1

176 g Pflanzenöl
nach Wahl
20 g Mulsifan
oder Lysolecithin

Badeöl-Basis 2

156 g Pflanzenöl
nach Wahl
30 g Lanolin
10 g Fluidlecithin Super

Badesalz-Basis 2

130 g Totes-Meer-Salz
26 g Pflanzenöl
nach Wahl
8 g Lysolecithin
oder Mulsifan
30 g Natriumbicarbonat
2 g Kieselsäure

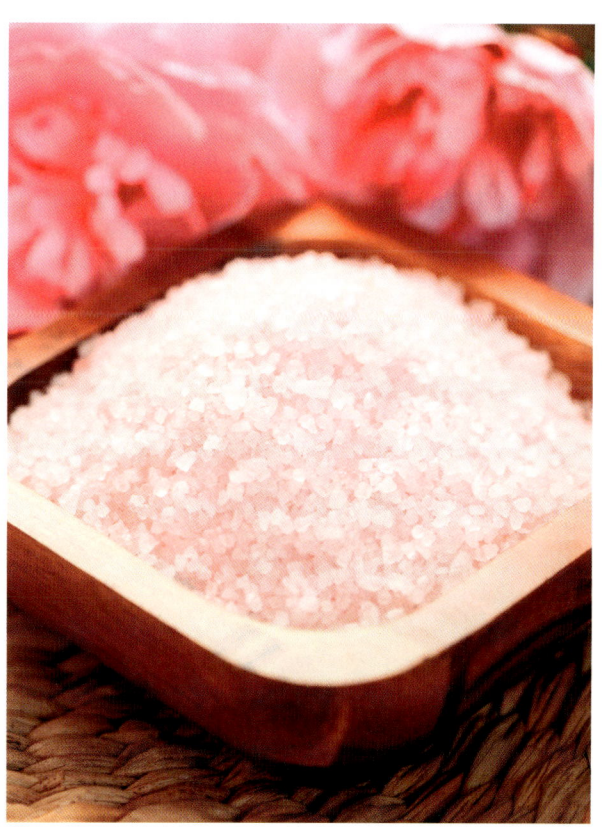

Badesalz-Basis 3

96 g Totes-Meer-Salz
40 g Natriumbicarbonat
20 g Zitronensäure-Gries
40 g Bittersalz
(Natriumsulfat)

Wellnessbäder Basismischungen

Wellness

Body & Soul

1 Basisrezept von S. 95
20 Tr. Rosengeranium
12 Tr. Bergamotte
15 Tr. Mandarine
24 Tr. Rosenholz
6 Tr. Benzoe

Be Happy

1 Basisrezept von S. 95
10 Tr. Mandarine
30 Tr. Linaloeholz
10 Tr. Orange süß
30 Tr. Petitgrain
5 Tr. Benzoe

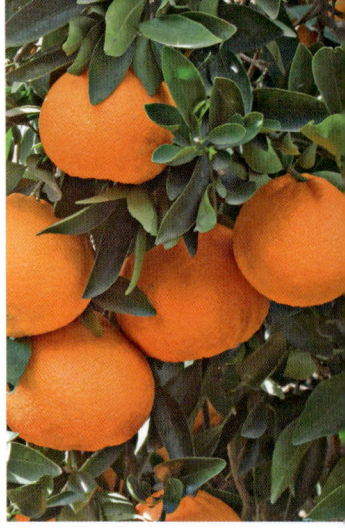

Sweet Harmony

1 Basisrezept von S. 95
16 Tr. Bergamotte
24 Tr. Petitgrain
8 Tr. Rosengeranium
30 Tr. Rosenholz
16 Tr. Lavendel
16 Tr. Sandelholz

Anti-Stress

1 Basisrezept von S. 95
20 Tr. Petitgrain
20 Tr. Bergamotte
10 Tr. Ylang-Ylang
30 Tr. Rosenholz

Relax

1 Basisrezept von S. 95
48 Tr. Lavendel
12 Tr. Bergamotte
6 Tr. Sandelholz
14 Tr. Petitgrain

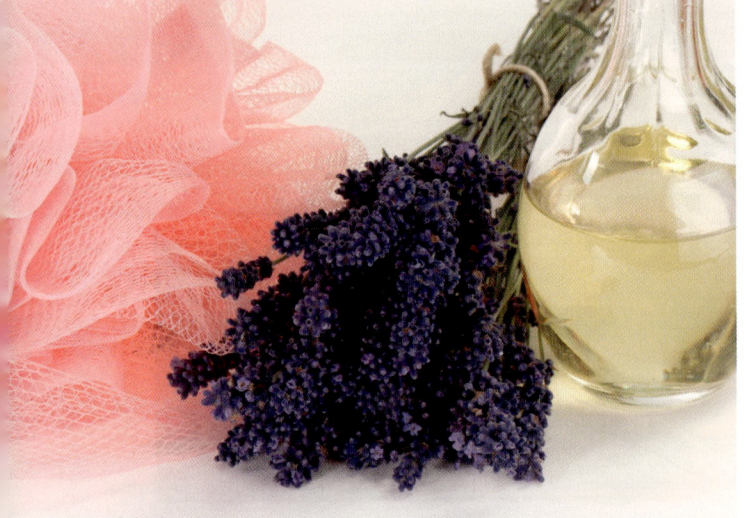

Gute Nacht

1 Basisrezept von S. 95
40 Tr. Rosenholz
16 Tr. Majoran
16 Tr. Lavendel
8 Tr. Bergamotte

Wellnessbäder Duftmischungen

Wellness

Sensibelchen I

1 Basisrezept von S. 95
41 Tr. Lavendel
13 Tr. Zeder
13 Tr. Sandelholz
13 Tr. Kamille römisch

Muntermacher

1 Basisrezept von S. 95
33 Tr. Rosmarin
16 Tr. Lavendel
20 Tr. Kiefer
11 Tr. Wacholderbeere

Anti-Katerstimmung

1 Basisrezept von S. 95
21 Tr. Zitrone
16 Tr. Zeder
16 Tr. Lavendel
16 Tr. Karottensamen
11 Tr. Fenchel

Sensibelchen II

1 Basisrezept von S. 95
4 Tr. Kamille marokk.
24 Tr. Linaloeholz
16 Tr. Lavendel
8 Tr. Rosengeranium
24 Tr. Grapefruit
4 Tr. Bergamotte

Anti-Rheuma I

1 Basisrezept von S. 95
40 Tr. Fichte
11 Tr. Wacholderbeere
16 Tr. Fenchel
13 Tr. Lavendel

Anti-Rheuma II

1 Basisrezept von S. 95
40 Tr. Lavendel
24 Tr. Muskatellersalbei
16 Tr. Kamille römisch

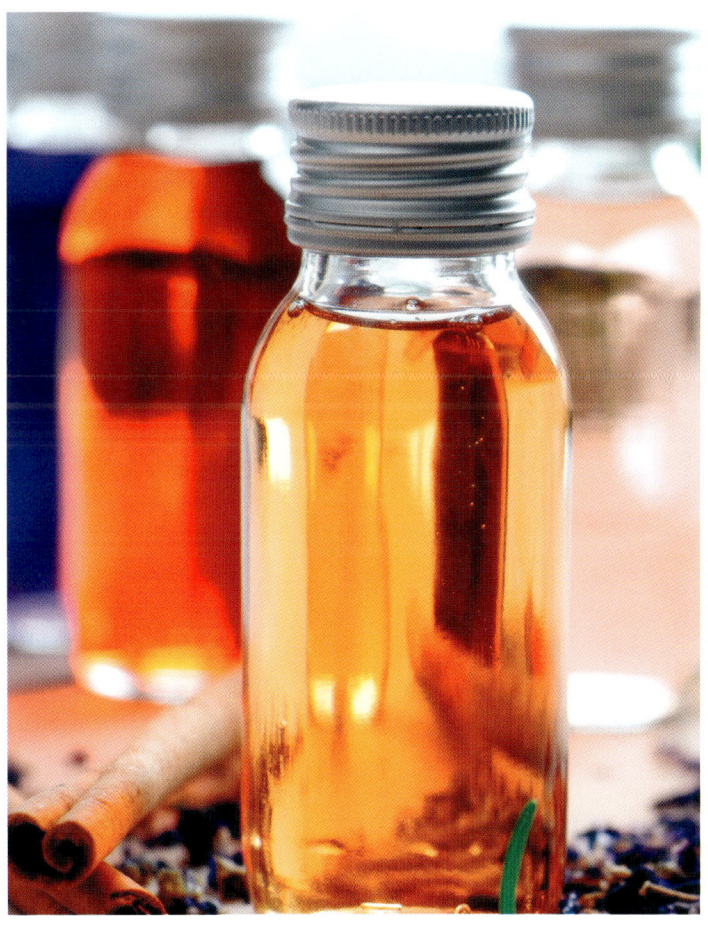

Wellnessbäder Duftmischungen

WELLNESS

Orange-Sanddorn

142 g Totes-Meer-Salz
10 g Reiskeimöl
10 Tr. Sanddornfrucht-
fleischöl
4 g Fluidlecithin Super
oder Mulsifan

40 Tr. Orange süß
20 Tr. Zitrone
20 Tr. Petitgrain
40 g Orangen-
fruchtpulver

Aprikose-Mandel

134 g Totes-Meer-Salz
10 g Mandel- oder
Aprikosenkernöl
24 Tr. Linaloeholz
44 Tr. Mandarine
12 Tr. Geranium

4 g Fluidlecithin Super
oder Mulsifan
30 g Aprikosen-
fruchtpulver
20 g Mandelmilchpulver

Joghurt-Ananas

134 g Totes-Meer-Salz
10 g Algenöl
4 g Fluidlecithin Super
oder Mulsifan
20 Tr. Wacholderbeere

45 Tr. Grapefruit
15 Tr. Atlaszeder
30 g Ananasfruchtpulver
20 g Joghurtpulver

Bananenmilch

136 g Totes-Meer-Salz
10 g Sojaöl kalt gepresst
30 Tr. Bergamotte
10 Tr. Petitgrain

40 Tr. Linaloeholz
30 g Bananen-
fruchtpulver
20 g Milchpulver

Fruchtige Badesalze

Meersalzpeeling I

Phase A
66 g Sheabutter
36 g Aprikosenkernöl
45 g Lysolecithin
Phase B
150 g feines Meersalz

25 Tr. Zitrone
10 Tr. Rosmarin
10 Tr. Wacholderbeere
15 Tr. Limette

Tipp: Verwenden Sie für Salzpeelings nur feinkörniges Meersalz. Falls Sie dieses nicht bekommen, können Sie auch normales Kochsalz nehmen.
Füllen Sie Duschprodukte niemals in Glastiegel – es besteht Bruch- und Verletzungsgefahr.

Sheabutter mit dem Pistill des Mörsers zu einer cremigen Masse rühren, nach und nach Öl und Emulgator untermischen. Phase B separat mischen, zur Fettmasse geben und unterrühren. In eine Dose füllen und einige Stunden ruhen lassen.

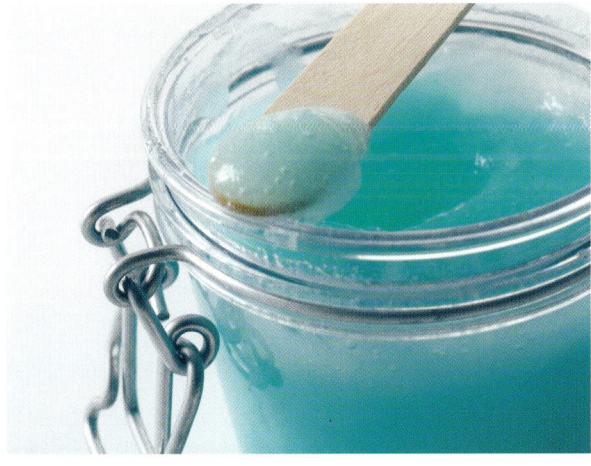

Meersalzpeeling II

Phase A
50 g feines Meersalz
9 Tr. Grapefruit
2 Tr. Zeder
2 Tr. Zypresse
3 Tr. Speiklavendel
1–3 Tr. blaue Lebensmittelfarbe
Phase B
36 g Mandelöl
8 g Ceralan
5 g Mulsifan oder Fluidlecithin Super

Phase A in einer Schüssel mischen. Phase B im Wasserbad schmelzen, unter sanftem Rühren abkühlen lassen und mit Phase A mischen. Peelingcreme in eine Kunststoffdose füllen und 24 Std. ruhen lassen.

Körperpeelings

> **Tipps:** Das dunkle Lysolecithin verleiht der Peelingcreme einen zarten Vanilleton. Alternativ können Sie auch Fluidlecithin Super oder Mulsifan als Emulgator verwenden. Eine exotische Note erhalten Sie mit kalt gepresstem Kokosöl, das lecker nach frischer Kokosnuss duftet.

Vanille-Zucker-Peeling

Phase A
50 g feiner Zucker
5 Tr. Orange
5 Tr. Benzoe
3 Tr. Rosengeranium
7 Tr. Vanilleöl
oder Mark einer Vanilleschote

Phase B
10 g Kokosöl
9 g Sojaöl
6 g Kakaobutter
20 g Sheabutter
5 g Lysolecithin

> **Tipps:** Legen Sie die Peelingseife nach Gebrauch auf eine Seifenschale, damit sie gut trocknen kann. Wenn Sie die Peelingmaus verschenken möchten, tupfen Sie mit einem Pinsel auf Augen, Mund und Ohren etwas Kosmetikglitter auf. So kommen die Konturen besser zur Geltung.

Peelingmaus

Phase A
60 g Lathanol (SLSA)
4 g Milchpulver
2,4 g Seesand
0,4 g Tonerde

Phase B
4 g Glycerin

2,4 g Bienenhonig
6,4 g Fluidlecithin Super
2 Tr. Rosmarin
3 Tr. Bergamotteminze
1 Tr. Atlaszeder
2 Tr. Wacholderbeere

Alle Zutaten der Phase A in einer Schüssel vorsichtig mischen. Phase B in einem Glas mischen. Flüssigkeit zur Pulvermischung gießen und gründlich verkneten. Die Masse in eine stabile Form (z. B. Minikuchenform Igel, ca. 80 g Fassungsvermögen) pressen, glatt streichen und sofort wieder aus der Form herausklopfen. Auf einem Gitter ca. drei bis vier Tage trocknen lassen.

Massageöl Active

20 g Jojobaöl
40 g Traubenkernöl
38 g Haselnussöl
1 g Vitamin-E-Acetat

5 Tr. Zitrone
3 Tr. Orange
3 Tr. Rosmarin
6 Tr. Lavendel
3 Tr. Zypresse

> Das frisch duftende Massageöl fördert die Konzentration, macht munter und belebt Körper und Geist.

Massageöl Elastic

20 g Jojobaöl
68 g Sojaöl
10 g Algenöl
1 g Vitamin-E-Acetat

3 Tr. Geranium
2 Tr. Muskatellersalbei
8 Tr. Grapefruit
4 Tr. Orange
1 Tr. Fenchel

> Das leichte Massageöl wirkt hautstraffend, tonisierend und regenerierend.

Massageöl Oriental

20 g Jojobaöl
68 g Sesamöl
10 g Johanniskrautöl
1 g Vitamin-E-Acetat

3 Tr. Rose
7 Tr. Rosengeranium
4 Tr. Mandarine
2 Tr. Koriander
4 Tr. Weihrauch

> Ein wunderbares Massageöl mit rosigwürzigem Duft. Es harmonisiert, löst Anspannungen, stimmt heiter und sinnlich, vermittelt Wärme und Wohlgefühl.

Massageöl Body Fit

> Das Massageöl erfrischt und belebt, baut auf bei Niedergeschlagenheit und nervöser Erschöpfung, stärkt die Nerven und schenkt gute Laune.

20 g Jojobaöl
68 g Mandelöl
10 g Ringelblumenöl
1 g Vitamin-E-Acetat

4 Tr. Zitrone
6 Tr. Grapefruit
4 Tr. Speiklavendel
2 Tr. Neroli
4 Tr. Petitgrain

Massageöl Polarsonne

> Erfrischend und kühl wirkt dieses Massageöl. Es ist ein guter Begleiter nach Sauna und Sport.

20 g Jojobaöl
40 g Sojaöl
38 g Aprikosenkernöl
1 g Vitamin-E-Acetat

7 Tr. Grapefruit
3 Tr. Rosmarin
7 Tr. Speiklavendel
3 Tr. Pfefferminze

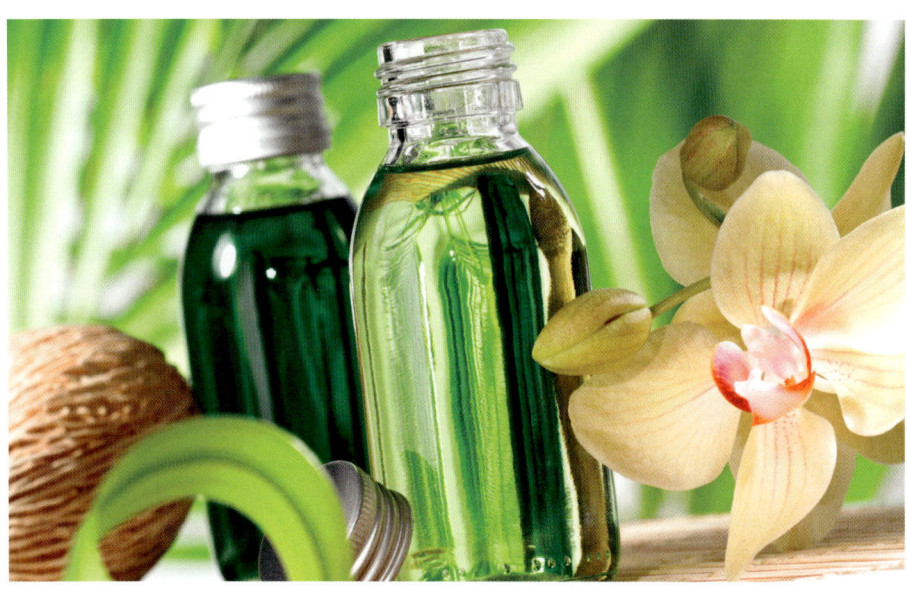

Massagecreme Indian Lime

10 g Jojobaöl
12 g Traubenkernöl
5 g Bienenwachs
3 g Fluidlecithin Super
20 g Sheabutter

3 Tr. Limette
3 Tr. Myrte
1 Tr. Rosmarin
2 Tr. Speiklavendel

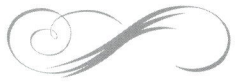

Massagecreme Orangenblüte

10 g Jojobaöl
12 g Sesamöl
5 g Bienenwachs
3 g Fluidlecithin Super
20 g Sheabutter

3 Tr. Neroli
3 Tr. Blutorange
2 Tr. Lavendel
1 Tr. Rosenholz

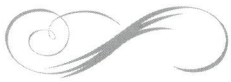

Massagecreme Rosengarten

10 g Jojobaöl
12 g Aprikosenkernöl
5 g Bienenwachs
3 g Fluidlecithin Super
20 g Sheabutter

3 Tr. Rose
2 Tr. Neroli
3 Tr. Zitronenverbena
1 Tr. Karottensamen

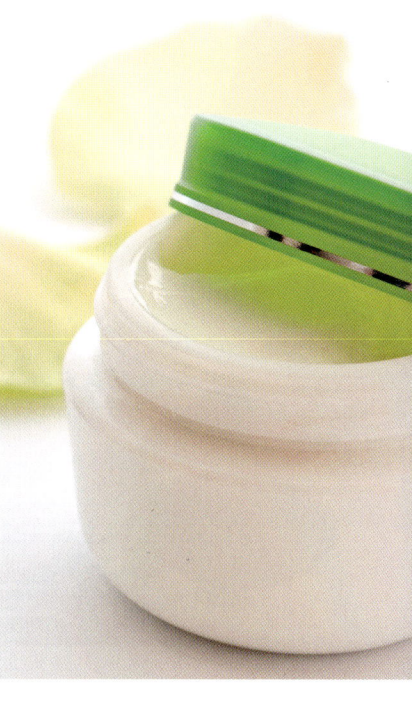

Die streichfeste Konsistenz der Massagecremes gewährleistet eine saubere, tropffreie Entnahme und eine einfache Dosierung. Verreiben Sie die Creme kurz zwischen den Händen, bevor Sie mit der Massage beginnen. Dadurch wird die Creme leicht angewärmt und lässt sich besser verteilen.

Wellness

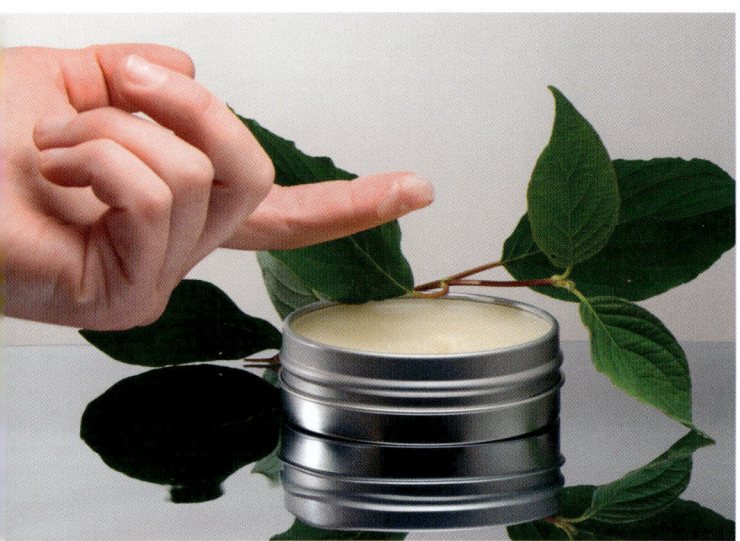

Lavendelbalsam

10 g Jojobaöl
12 g Mandelöl
5 g Bienenwachs
3 g Fluidlecithin Super
20 g Sheabutter
4 Tr. Lavendel
2 Tr. Melisse
1 Tr. Kamille römisch
2 Tr. Sandelholz

Tipp: Feinen Vanilleduft kann man auch selber herstellen. Sie benötigen eine Vanilleschote, 200 ml Jojobaöl und ein Schraubglas. Schneiden Sie die Schote in kleine Stücke, geben Sie sie ins Schraubglas und füllen Sie mit Jojobaöl auf. Lassen Sie diese Mischung etwa zwei Wochen ruhen. Schütteln Sie das Glas täglich und filtern Sie anschließend das Öl ab. Es kann als Grundlage für viele Körper- und Badeöle und auch Lippenpflegestifte verwendet werden.

Massagecreme Vanilla

10 g Jojobaöl
12 g Sojaöl
5 g Bienenwachs
3 g Fluidlecithin Super
20 g Sheabutter
3 Tr. Vanille
1 Tr. Kakao
4 Tr. Orange
1 Tr. Ylang-Ylang

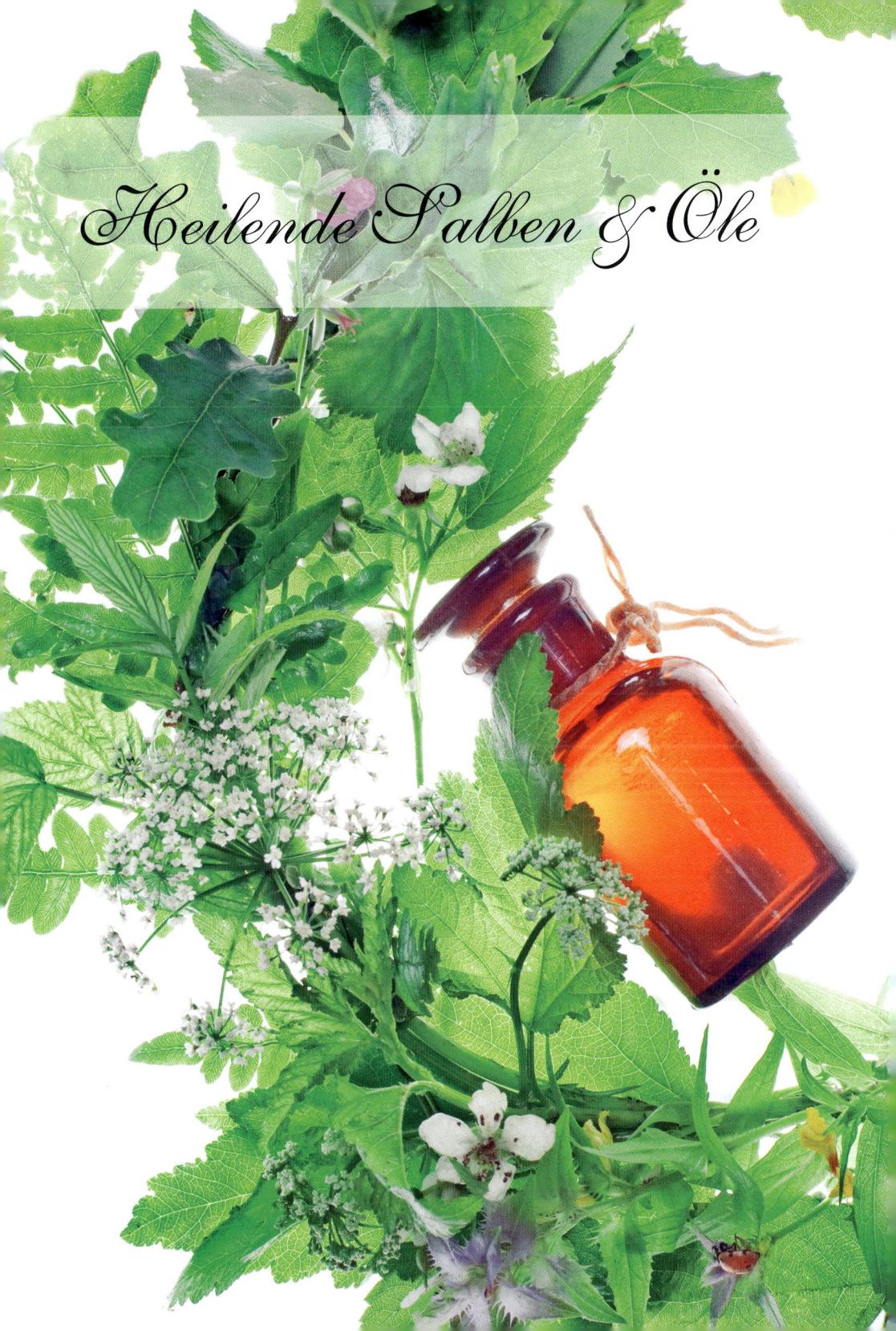
Heilende Salben & Öle

> **Denken Sie bitte immer daran:**
> - Aromatherapeutische Zubereitungen für Kinder unzugänglich lagern.
> - Nach Gebrauch Hände waschen.
> - Salben und Öle nicht in die Augen und auf Schleimhäute bringen.
> - Die hier vorgestellten Präparate sind nicht für Kinder geeignet.

Die kleinen Unpässlichkeiten des Alltags können wir mit einfachen Mitteln selbst behandeln. Ob Kopfschmerzen, Verdauungsprobleme, Schnupfen oder prämenstruelle Symptome – für alle diese Beschwerden gibt es gut wirksame ätherische Öle. In der Aromatherapie werden ätherische Öle zwischen 2 und 5 Prozent, in Ausnahmefällen bis 10 Prozent dosiert. Dies zeigt deutlich, dass es sich nicht um Pflegepräparate für den täglichen Bedarf, sondern um Heilmittel handelt, die nur über einen kurzen Zeitraum verwendet werden. Die Verwendung der hier vorgestellten Rezepte ersetzen nicht den Besuch beim Arzt.

Zubereitung der Salben: Traditionell werden Salben in der Fantaschale gerührt. Wiegen Sie alle Bestandteile der Phase A ab und geben Sie diese in die Fantaschale. Schmelzen Sie die Fette im heißen Wasserbad klar auf. Geben Sie alle Zutaten der Phase B zu den geschmolzenen Fetten. Rühren Sie so lange, bis alle Bestandteile klar geschmolzen sind. Nehmen Sie die Schale aus dem Wasserbad, stellen Sie sie ins kalte Wasser. Kühlen Sie die Fettmasse unter Rühren auf 30 °C ab. Tropfen Sie nun die ätherischen Öle dazu und mischen Sie diese gut unter die Fettmasse. Füllen Sie die Salbe in eine Alutube oder einen Salbentiegel. Stellen Sie die Salbe zum Aushärten für ca. eine Stunde in den Kühlschrank. Falls Sie keine Fantaschale besitzen, können Sie die Salben auch im Becherglas zubereiten.

Zubereitung der Gele: Mischen Sie in der Fantaschale oder einem Glas den Gelbildner mit dem Alkohol (Phase A). Gießen Sie nun unter Rühren mit einem Spatel das Wasser (Phase B) hinzu. Rühren Sie sanft weiter, bis das Gel dicker wird. Fügen Sie nun die ätherischen Öle hinzu und arbeiten Sie diese gut ins Gel ein. Geben Sie zum Schluss den Konservierungsstoff dazu und füllen Sie das Gel in eine Tube.

Heilende Salben & Öle

Ringelblumensalbe

Phase A
5 g Lanolin
15 g Babassuöl
4 g Neutralöl
5 g Jojobaöl
4 g Mandelöl
3,5 g Bienenwachs

Phase B
2 g Sheabutter
10 g Ringelblumenöl
Phase C
6 Tr. Benzoe
3 Tr. Immortelle
12 Tr. Bergamotte
9 Tr. Lavendel

> Die Ringelblume ist allgemein als heilungsfördernd bekannt. Sie wirkt entzündungshemmend, antibakteriell, abschwellend und schmerzlindernd. Die Salbe hilft bei geröteter, entzündeter Haut, bei kleinen Brandwunden, Ekzemen und aufgesprungener Haut.

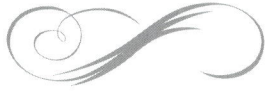

Arnikasalbe

Phase A
5 g Lanolin
15 g Babassuöl
5 g Jojobaol
4 g Neutralöl
3 g Sesamöl
3,5 g Bienenwachs
Phase B
2 g Sheabutter unraffiniert
10 g Arnikaöl
Phase C
16 Tr. Cajeput
22 Tr. Latschenkiefer
5 Tr. Rosmarin cineol
6 Tr. Lavendel fein

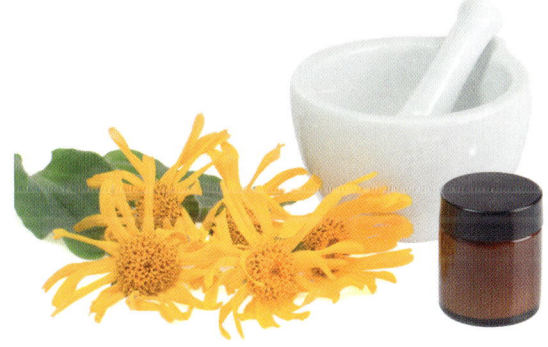

> Die Salbe hilft bei Sportverletzungen wie Muskelzerrungen, Verstauchungen, Überanstrengung der Muskeln und Gelenke. Sie wirkt durchblutungsfördernd, wärmend, entzündungshemmend und schmerzlindernd.

Kräutersalben

Heilende Salben & Öle

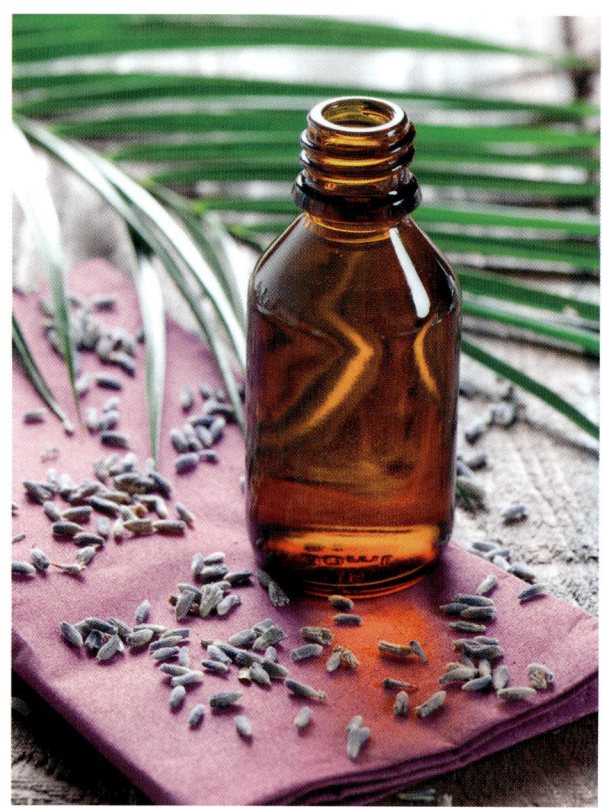

Massageöl »Schlaf gut«

10 g Jojobaöl
29 g Mandelöl
10 g Johanniskrautöl
4 Tr. Melisse
8 Tr. Lavendel fein
8 Tr. Mandarine rot

Das Massageöl hilft bei Einschlafstörungen. Es wirkt beruhigend, entspannend, wärmend und fördert erholsamen Schlaf. Massieren Sie vor dem Schlafengehen einige Tropfen des Öls auf den Solarplexus, den Nacken und auf die Handgelenke. Bei länger anhaltenden Schlafstörungen suchen Sie bitte Ihren Arzt auf.

Massageöl »PMS«

10 g Jojobaöl
22 g Mandelöl
10 g Johanniskrautöl
7 g Borretschsamenöl
4 Tr. Melisse
4 Tr. Kamille römisch
8 Tr. Grapefruit
4 Tr. Muskatellersalbei

Das Massageöl »PMS« lindert prämenstruelle Beschwerden wie nervöse Unruhe, Gereiztheit und Brustspannen. Es wirkt seelisch aufhellend, hormonell ausgleichend, schmerzlindernd, krampflösend, stärkt das Selbstbewusstsein und stimuliert Körper und Seele. Reiben Sie bei den ersten Anzeichen einige Tropfen des Öls auf den Unterbauch und den unteren Rücken (im Bereich des Steißbeins).

Heilende Salben & Öle

Massageöl »Gelassenheit«

10 g Jojobaöl
29 g Mandelöl
10 g Johanniskrautöl
4 Tr. Melisse
14 Tr. Neroli
2 Tr. Kamille römisch

Das Massageöl beruhigt gereizte Nerven und baut auf bei Niedergeschlagenheit und depressiver Verstimmung. Es entspannt Körper und Seele und baut Ängste ab. Massieren Sie einige Tropfen des Öls auf den Solarplexus, den Nacken, die Stirn und die Handgelenke. Das Öl kann auch als Begleitung bei Entspannungsübungen, wie z. B. autogenem Training, hilfreich sein.

Massageöl »Fitness«

10 g Jojobaöl
28 g Mandelöl
10 g Algenöl
9 Tr. Schwarzfichte
9 Tr. Kiefer
9 Tr. Rosmarin cineol
3 Tr. Pfefferminze

Das Massageöl »Fitness« regt den Kreislauf an, fördert die Durchblutung und stärkt die Konzentrationsfähigkeit. Verwenden Sie das Öl am besten direkt nach dem Duschen. Die warme und feuchte Haut nimmt die ätherischen Öle besonders gut auf. Verteilen Sie einige Tropfen des Öls auf dem unteren Rücken im Bereich der Nieren.

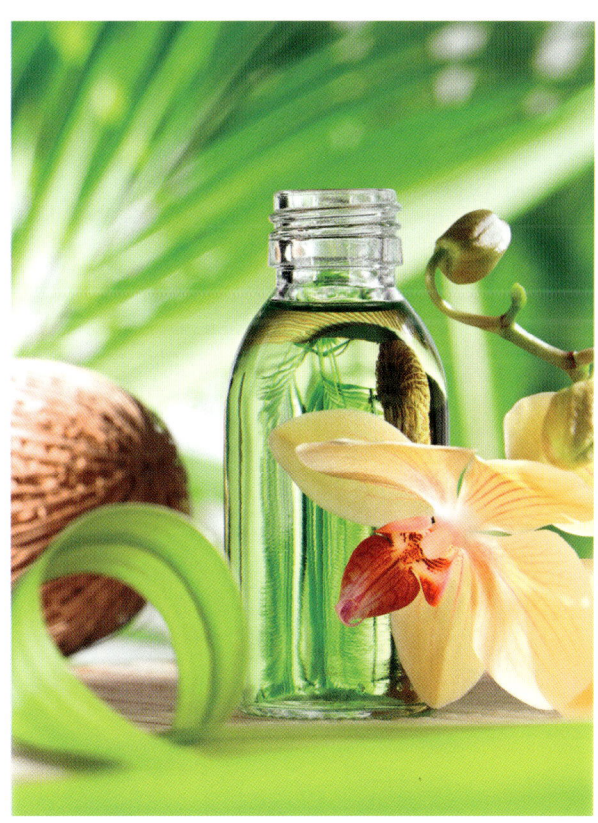

Massageöle

Vier-Winde-Öl

Das Vier-Winde-Öl hilft bei Verdauungsbeschwerden und Blähungen. Es wirkt krampflösend, schmerzlindernd, verdauungsfördernd und blähungslösend.
Anwendung: Reiben Sie einige Tropfen des Öls auf den Unterbauch. Massieren Sie sanft im Uhrzeigersinn.
Das Massageöl ist nicht für Kinder geeignet!

10 g Jojobaöl
28 g Mandelöl
10 g Neutralöl
3 Tr. Fenchel
3 Tr. Anis
9 Tr. Koriander
9 Tr. Estragon
6 Tr. Kümmel

Mentha Fresh Gel

Das Gel wirkt ausgezeichnet gegen Spannungskopfschmerzen. Es fördert die Konzentrationsfähigkeit und stärkt die Nerven, erfrischt Körper und Seele. Verreiben Sie eine kleine Menge des Gels an den Schläfen, auf der Stirn und im Nacken. Nicht während der Schwangerschaft anwenden!

Phase A
0,45 g Xanthan transparent
3 g Weingeist

Phase B
26 g Hydrolat
(z. B. Pfefferminze, Eukalyptus, Lavendel)

Phase C
40 Tr. Ackerminze
6 Tr. Eukalyptus globulus
6 Tr. Lavendel fein
6 Tr. Cajeput
6 Tr. Konservierungsstoff nach Wahl

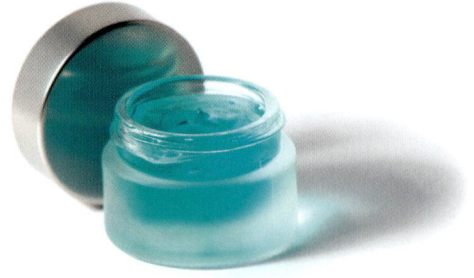

Forahsalbe

Phase A
5 g Lanolin
15 g Babassuöl
5 g Jojobaöl
4 g Neutralöl
3,5 g Bienenwachs
Phase B
2 g Sheabutter unraffiniert

4 g Hanföl
5 g Calophyllumöl
4 g Nachtkerzenöl
Phase C
25 Tr. Lavendel
20 Tr. Manuka
5 Tr. Kamille, blau

Die Salbe hilft bei eitrigen Hautentzündungen, wie z. B. Furunkeln und eitrigen Pickeln. Sie stimuliert das Immunsystem und fördert die Selbstheilungskräfte. Sie wirkt stark antibakteriell, entzündungshemmend, Juckreiz stillend und fördert die Regeneration geschädigter, entzündeter Haut.

Anti-Pickel-Fluid

Phase A
8,7 g Rosmarinhydrolat
0,2 g Natron
0,2 g Totes-Meer-Salz
0,8 g Niacinamid
0,1 g Allantoin
Phase B
10 g Lipodermin
1 Tr. Lemongras

1 Tr. Lavendel fein
1 Tr. Manuka
1 Tr. Kampfer
2 Tr. α-Bisabolol
Phase C
0,06 g Pirocton Olamin
1 g Weingeist
Phase D
4 Tr. Euxyl PE 9010

Tipp: Zum leichteren Abwiegen von Pirocton Olamin können Sie Phase C auf Vorrat herstellen. Mischen Sie 18,9 g Weingeist mit 1,1 g Pirocton Olamin. Nehmen Sie für das Rezept von dieser Lösung 1,1 g.

Im Hydrolat der Reihe nach alle Stoffe der Phase A lösen. Phase B separat mischen. Phase A unter kräftigem Rühren mit einem Mixer zu Phase B gießen. Pirocton Olamin im Weingeist lösen und zu Phase AB gießen, konservieren und in eine kleine Roll-On-Flasche oder eine Pipettenflasche füllen.

Heilende Salben & Öle

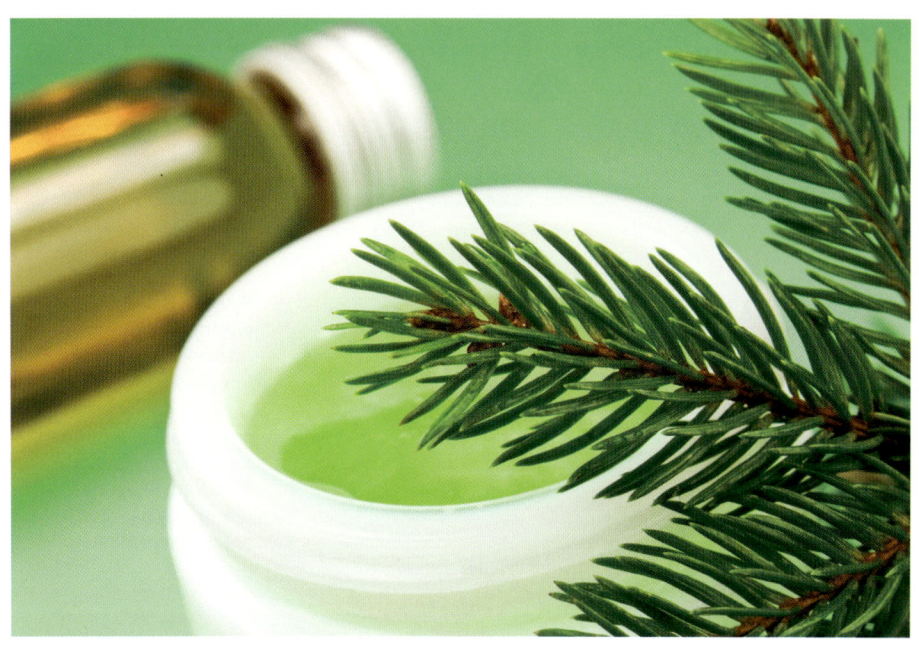

Erkältungssalbe

Die Erkältungssalbe hilft bei Bronchitis, Husten und grippalen Infekten. Sie wirkt krampflösend, entzündungshemmend, antiviral, schleimlösend, antibakteriell. Sie erleichtert das Abhusten und stimuliert das Immunsystem. Verreiben Sie eine etwa erbsengroße Menge der Salbe über der Brust. Die Salbe kann mehrmals täglich angewendet werden. Sollten sich Ihre Beschwerden nicht innerhalb weniger Tage bessern, gehen Sie unbedingt zum Arzt.

Phase A
5 g Lanolin
15 g Babassuöl
5 g Jojobaöl
4 g Neutralöl
3 g Mandelöl
3,5 g Bienenwachs

Phase B
2 g Sheabutter
10 g Schwarzkümmelöl

Phase C
12 Tr. Latschenkiefer
12 Tr. Cajeput
12 Tr. Thymian linalool
14 Tr. Eukalyptus globulus

Heilende Salben & Öle

Schnupfenmischung

20 Tr. Myrte grün
40 Tr. Eukalyptus dives
20 Tr. Cajeput
20 Tr. Rosmarin verbenon

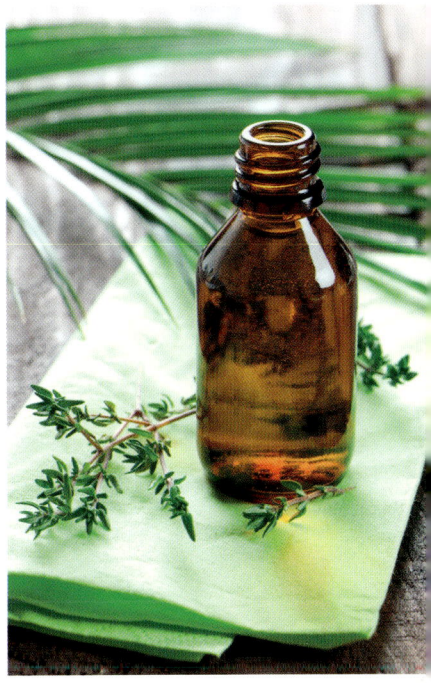

Die Schnupfenmischung wird nicht auf die Haut aufgetragen. Sie wird ausschließlich zum Inhalieren eingesetzt. Sie hilft bei viralen Infektionen der oberen Luftwege. Die Mischung wirkt schleimlösend, antiviral, antibakteriell und krampflösend. Sie befreit die Nase und erleichtert das Durchatmen.

Geben Sie ein bis zwei Tropfen in eine Schüssel mit heißem Wasser, halten Sie den Kopf über die Schüssel und inhalieren Sie die aufsteigenden Dämpfe ca. fünf Minuten. Sie können alternativ auch trocken vom Taschentuch inhalieren. Geben Sie drei bis fünf Tropfen der Mischung auf ein Taschentuch und inhalieren Sie ca. fünf bis zehn Minuten. Nicht während der Schwangerschaft anwenden!

Nasensalbe

6,5 g Sheabutter unraffiniert
13 g Nachtkerzenöl
0,2 g Vitamin-E-Acetat
4 Tr. Vitamin-A-Palmitat
1 Tr. Melissenöl

Die Nasensalbe fördert die Heilung gereizter Schnupfennasen. Die Salbe kann auf der Nase und auch im Inneren verwendet werden.

Tipp: Die Fette müssen nicht erhitzt werden. Reiben und rühren Sie die Sheabutter in der Fantaschale cremig und ergänzen Sie mit den restlichen Zutaten.

Schnupfen

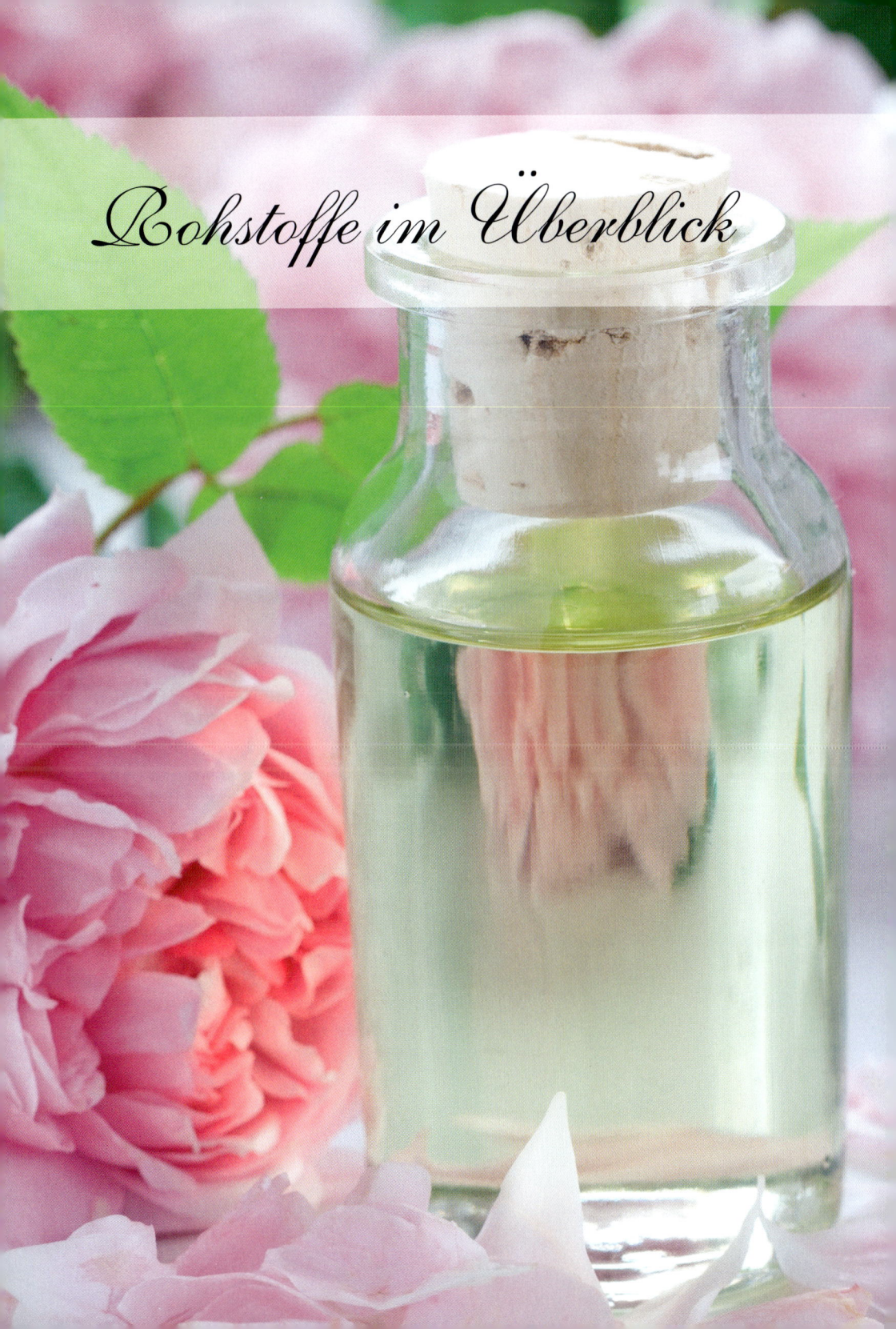

Rohstoffe im Überblick

- Kosmetikrohstoffe sachgerecht und kindersicher lagern.
- Rohstoffe nur mit einem sauberen, frisch desinfizierten Löffel entnehmen.
- Zum Abstreifen von zähen Substanzen einen zweiten Löffel oder Spatel zu Hilfe nehmen.
- Die Kontamination mit Fremdkörpern vermeiden.
- Dosen und Flaschen nach Gebrauch sorgfältig verschließen.

Kosmetikrohstoffe sollten gut verschlossen, trocken, kühl (nicht über 20 °C) und lichtgeschützt gelagert werden. Küchenschränke sind für die Lagerung ungeeignet. Ständig schwankende Temperaturen können die Haltbarkeit negativ beeinträchtigen. Sie sollten möglichst in einem separaten Schrankfach oder einer geeigneten Kiste untergebracht werden.

Besonders wärmeempfindliche Stoffe sollten im Kühlschrank in einer separaten Box gelagert werden (z. B. Vitamine und Hyaluronsäure). Einige Pflanzenöle können bei niedrigen Temperaturen ausflocken und trüb oder fest werden, daher ist es wenig sinnvoll, diese im Kühlschrank zu lagern. Für Pflanzenöle mit mehrfach ungesättigten Fettsäuren führt häufiger Sauerstoffkontakt zu schnellem Verderb. Es ist daher sinnvoll, von wertvollen Ölen nur kleine Gebinde zu kaufen oder sie in kleine Flaschen (randvoll) umzufüllen. Zusätzlich können Sie Ihre Pflanzenöle mit Diterpenphenol aus Rosmarin (z. B. Flavoxan 14) vor vorzeitiger Oxidation schützen. Flavoxan 14 ist eine Mischung aus Neutralöl (MCT-Öl), Rosmarinextrakt, Lecithin und Vitamin E. Ich kaufe diesen Rohstoff bei www.dragonspice.de. Ätherische Öle lagern am besten in dunklen Flaschen, gut verschlossen, kühl und lichtgeschützt. Achten Sie auch hier auf das Haltbarkeitsdatum, vor allem bei Zitrusölen und Teebaumöl.

Einige Händler füllen aus Kostengründen viele Rohstoffe in Plastiktüten ab. Ist die Tüte einmal geöffnet, lässt sie sich nicht mehr verschließen. Als sinnvoll und praktisch hat sich das Umfüllen in saubere, desinfizierte Dosen erwiesen. Sie sollten immer korrekt beschriftet und mit dem vom Händler angegebenen Mindesthaltbarkeitsdatum (MHD) versehen werden. Leerdosen, sofern sie nicht beschädigt sind, können wiederverwendet werden.

Pflanzenöle

Rohstoff	Zusammensetzung	Fetteigenschaft/ Spreitverhalten	Verwendung/ Dosierung
Aloeveraöl *Aloe barbadensis*			Wirkstofföl; trockene Haut, rissige Haut, feuchtigkeitsarme Haut, unreine Haut, Sonnenbrand Dosierung: 3–10 %
Andirobaöl *Carapa guianensis*	28 % Palmitinsäure, 1 % Palmitoleinsäure, 8 % Stearinsäure, 50 % Ölsäure, 13 % Linolsäure, 0,5 % α-Linolensäure, 5 % Unverseifbares	nicht trocknend/ mittel	Basisöl; empfindliche, trockene Haut, Mischhaut mit Tendenz zu Unreinheiten, Muskelschmerzen, Muskelkater, Verspannungen, Cellulitis
Aprikosenkernöl *Prunus armeniaca*	5 % Palmitinsäure, 0,6 % Palmitoleinsäure, 2 % Stearinsäure, 66 % Ölsäure, 26 % Linolsäure, 1 % Unverseifbares, 34 mg/100 ml α-Tocopherol, Vitamin A, Carotine, Folsäure	halb trocknend/ mittel	Basisöl; Mischhaut, empfindliche, trockene, spröde und rissige Haut, reife Haut, After-Sun-Pflege
Arganöl *Argiana spinosa*	4 % Myristinsäure, 12 % Palmitinsäure, 6 % Stearinsäure, 45 % Ölsäure, 35 % Linolsäure, 64 mg/100 ml Vitamin E, 1,28 % Unverseifbares, Phytosterole	nicht trocknend/ mittel	Basisöl; reife, trockene Haut, Neurodermitis, Schuppenflechte, juckende, schuppige Haut, Akne
Avellanaöl *Gevuina avellana Molina*	2 % Palmitinsäure, 24 % Palmitoleinsäure, 0,5 % Stearinsäure, 29 % Ölsäure, 9 % Linolsäure, 8 % Behensäure, 130 mg/kg α-Tocopherol	nicht trocknend/ mittel	Basisöl; sehr trockene, reife Haut, empfindliche Haut, Neurodermitis, Schuppenflechte

Pflanzenöle

Rohstoff	Zusammensetzung	Fetteigenschaft/ Spreitverhalten	Verwendung/ Dosierung
Avocadoöl *Persea gratissima*	18 % Palmitinsäure, 7 % Palmitoleinsäure, 1 % Stearinsäure, 60 % Ölsäure, 13 % Linolsäure, Lecithin, Squalan, 2–4 % Unverseifbares (Phytosterine), Vitamin A, D und E, Carotinoide	nicht trocknend/ mittel	Basisöl; trockene, reife, empfindliche Haut, geschädigte Haut, schuppige Haut, Neurodermitis, Schuppenflechte
Babassuöl *Orbignya phalerata*	50 % Laurinsäure, 20 % Myristinsäure, 12 % Ölsäure, 7 % Caprylsäure, 11 % Caprinsäure, 7 % Palmitinsäure, 3 % Stearinsäure, 1 % Linolsäure, 1 % Unverseifbares	nicht trocknend/ schnell	Basisöl; für jede Haut, besonders für feuchtigkeitsarme Haut, fette Haut mit Unreinheiten, spröde, schuppige Haut, empfindliche Haut
Borretschsamenöl *Borago officinalis*	11 % Palmitinsäure, 4 % Stearinsäure, 16 % Ölsäure, 38 % Linolsäure, 21 % γ-Linolensäure, 1 % Unverseifbares	halb trocknend/ langsam	Wirkstofföl; extrem trockene, rissige, empfindliche, schuppige Haut, Schuppenflechte, Neurodermitis Dosierung: 1–5 %
Calendulaöl/ Ringelblumenöl *Calendula officinalis*			Wirkstofföl; raue, rissige Haut, trockene Haut, schuppige Haut, unreine Haut, empfindliche, gereizte Haut Dosierung: 3–10 %
Calophyllumöl *Calophyllum inophyllum*	12 % Palmitinsäure, 19 % Stearinsäure, 45 % Ölsäure, 20 % Linolsäure	nicht trocknend/ mittel	Wirkstofföl; Akne, eitrige und bakterielle Hautentzündungen, rheumatische Beschwerden Dosierung: 0,5–2 %
Camelliaöl/ Teesamenöl *Camellia oleifera*	80 % Ölsäure, 8 % Linolsäure, 9 % Palmitinsäure, 1 % Stearinsäure, Vitamin E	nicht trocknend/ mittel	Basisöl; trockene, reife, empfindliche Haut, irritierte Haut

Pflanzenöle

Rohstoff	Zusammensetzung	Fetteigenschaft/ Spreitverhalten	Verwendung/ Dosierung
Distelöl *Carthamus tinctorius*	6 % Palmitinsäure, 2 % Stearinsäure, 10 % Ölsäure, 79 % Linolsäure, 0,5 % α-Linolensäure u. a., 1 % Unverseifbares, Vitamin E und A, Squalan	halb trocknend/ langsam	Basisöl; fette Haut mit Akne, normale Haut mit Neigung zu Entzündungen, Mischhaut mit öliger Tendenz
Erdnussöl *Arachis hypogaea*	10 % Palmitinsäure, 3,1 % Stearinsäure, 55 % Ölsäure, 25,3 % Linolsäure, 1,3 % Arachinsäure, 2,4 % Behensäure	nicht trocknend, langsam	Basisöl; sehr trockene, schuppige Haut und Ekzeme
Granatapfelsamenöl *Punica granatum L.*	4 % Palmitinsäure, 2 % Stearinsäure, 6 % Ölsäure, 7 % Linolsäure, 74 % Punicinsäure, 2 % Unverseifbares	trocknend/ langsam	Wirkstofföl; trockene, reife Haut, geschädigte Haut Dosierung: 1–5 %
Hanföl *Cannabis sativa*	6 % Palmitinsäure, 2 % Stearinsäure, 12 % Ölsäure, 60 % Linolsäure, 25 % α-Linolensäure, 3 % γ-Linolensäure, 1,5 % Unverseifbares, Vitamine, Carotinoide, Chlorophyll	halb trocknend/ langsam	Basisöl; fette Haut, Akne, entzündete Haut, trockene, raue Haut, Neurodermitis
Haselnussöl *Corylus avellana*	5–6 % Palmitinsäure, 2–3 % Stearinsäure, 78–83 % Ölsäure, 6–12 % Linolsäure Vitamin D, Vitamin E, Phytosterine	nicht trocknend/ mittel	Basisöl; empfindliche Haut, trockene Haut, reife, fahle Haut
Holundersamenöl *Sambuca nigra*	7 % Palmitinsäure, 2 % Stearinsäure, 11 % Ölsäure, 43 % Linolsäure, 36 % α-Linolensäure, Phytosterine, Flavonoide, Carotinoide	trocknend/ langsam	Wirkstofföl; fette Haut, Akne, empfindliche Haut Dosierung: 1–5 %
Johannisbeersamenöl *Ribes nigrum*	11 % Ölsäure, 47 % Linolsäure, 11 % α-Linolensäure, 17 % γ-Linolensäure, 2 % Unverseifbares, α- und γ-Tocopherole	trocknend/ langsam	Wirkstofföl; trockene, entzündete Haut, Akne, zu Allergien neigende Haut, reife Haut Dosierung: 1–5 %

Pflanzenöle

Rohstoff	Zusammensetzung	Fetteigenschaft/ Spreitverhalten	Verwendung/ Dosierung
Johanniskrautöl *Hypericum perforatum*			Wirkstofföl; trockene Haut, raue Haut, empfindliche, juckende Haut, sonnengeschädigte Haut, Verbrennungen, Rheuma, Hämatome, Cellulitis Dosierung: 5–20 %
Jojobaöl *Simondsia chinensis/Buxus chinensis*	Gemisch aus Wachsestern C38–C44, diese beinhalten ca. 47–49 % Fettsäuren und 50–52 % Fettalkohole, Provitamin A, Aminosäuren, Mineralien, Squalan, 49 % Unverseifbares	nicht trocknend/ langsam	Basisöl; für jede Haut
Kamillenöl *Matricaria chamomilla/Chamomilla recutita*			Wirkstofföl; fette Haut, unreine Haut, trockene Haut, reife Haut, empfindliche Haut, Mischhaut mit Tendenz zu Unreinheiten, After-Sun-Pflege Dosierung: 1–30 %
Kiwisamenöl *Actinidia chinensis*	5 % Palmitinsäure, 2 % Stearinsäure, 11 % Ölsäure, 15 % Linolsäure, 65 % α-Linolensäure, 1,3 % Unverseifbares	halb trocknend/ langsam	Wirkstofföl; fette Haut, entzündete Haut, rissige Haut, Neurodermitis, Schuppenflechte Dosierung: 1–5 %
Kokosöl *Cocos nucifera*	4,8 % Caprylsäure, 5,1 % Caprinsäure, 46,6 % Laurinsäure, 19 % Myristinsäure, 10 % Palmitinsäure, 3 % Stearinsäure, 8,2 % Ölsäure, 2,1 % Linolsäure	nicht trocknend/ schnell	Basisöl; trockene Haut, rissige Haut, reife Haut, Neurodermitis
Kukuinussöl *Aleurites molucana (L.) Willd.*	6,4 % Palmitinsäure, 13,9 % Ölsäure, 46,6 % Linolsäure, 33,2 % α-Linolensäure, Vitamin A und E, 1 % Unverseifbares	halb trocknend, langsam	Basisöl; fette Haut, trockene Haut, Akne, reife Haut, geschädigte Haut

Pflanzenöle

Rohstoff	Zusammensetzung	Fetteigenschaft/ Spreitverhalten	Verwendung/ Dosierung
Macadamianussöl *Macadamia ternifolia*	9,1 % Palmitinsäure, 21,9 % Palmitoleinsäure, 2,2 % Stearinsäure, 60 % Ölsäure, 2 % Linolsäure, 2 % Arachinsäure, Vitamin A und E, Mineralstoffe	nicht trocknend/ mittel	Basisöl; trockene, spröde Haut, schuppige Haut, geschädigte Haut, empfindliche Haut, spröde und brüchige Haare und Fingernägel
Mandelöl, süß *Prunus dulcis*	6,7 % Palmitinsäure, 21 % Linolsäure, 66,4 % Ölsäure, 1,7 % Stearinsäure, Squalan, Vitamin A und E	nicht trocknend/ mittel	Basisöl; jede Haut, sehr empfindliche Haut
Marulaöl *Sclerocarya birrea Hochst.*	11 % Palmitinsäure, 7,3 % Stearinsäure, 75 % Ölsäure, 4,4 % Linolsäure	nicht trocknend/ mittel	Basisöl; jede Haut, besonders für strapazierte, trockene Haut
Mohnsamenöl/ Mohnöl *Papaver somniferum L.*	9 % Palmitinsäure, 4 % Stearinsäure, 30 % Ölsäure, 70 % Linolsäure	halb trocknend/ langsam	Basisöl; trockene, reife Haut
Nachtkerzenöl *Oenothera biennis*	8 % Palmitinsäure, 2 % Stearinsäure, 12 % Ölsäure, 75 % Linolsäure, 12 % γ-Linolensäure, Aminosäuren, Mineralien, Vitamin E	halb trocknend/ langsam	Wirkstofföl; empfindliche, trockene Haut, schuppige Haut, Neurodermitis, Schuppenflechte Dosierung: 1–5 %
Neutralöl *Caprylic/Capric Triglyceride*	58 % Caprylsäure, 42 % Caprinsäure	nicht trocknend/ schnell	Basisöl; jede Haut, Sonnenschutzprodukte
Olivenöl *Olea europaea*	16 % Palmitinsäure, 12 % Linolsäure, 1,8 % Palmitoleinsäure, 67 % Ölsäure, 1,5 % Stearinsäure, Vitamin E (vor allem α-Tocopherol), Squalan	nicht trocknend/ mittel	Basisöl; trockene, reife, rissige Haut
Pfirsichkernöl *Prunus persica*	5,4 % Palmitinsäure, 2,7 % Stearinsäure, 64 % Ölsäure, 25 % Linolsäure, Vitamin E, 1 % Unverseifbares	halb trocknend/ mittel	Basisöl; für jede Haut

Pflanzenöle

Rohstoff	Zusammensetzung	Fetteigenschaft/ Spreitverhalten	Verwendung/ Dosierung
Pflaumenkernöl *Prunus domestica*	60 % Ölsäure, 20 % Linolsäure, 10 % Palmitinsäure, 5 % Stearinsäure, 1 % Unverseifbares	halb trocknend/ mittel	Basisöl; universelles Kosmetiköl für jede Haut
Reiskeimöl *Oryza sativa*	15 % Palmitinsäure, 35 % Linolsäure, 50 % Ölsäure, 3 % Stearinsäure, 5 % Unverseifbares, darunter Squalan, Lecithin, Phytosterine, γ-Oryzanol, Tocopherole	nicht trocknend/ mittel	Basisöl; für jede Haut, Sonnenschutzprodukte
Sanddornfruchtfleischöl *Hippophae rhamnoides*	32 % Palmitinsäure, 5 % Linolsäure, 34 % Palmitoleinsäure, 25 % Ölsäure, 1,7 % α-Linolensäure, Carotinoide, Phytosterine	nicht trocknend/ mittel	Wirkstofföl; trockene Haut, reife Haut, (sonnen-)geschädigte Haut, rissige Haut Dosierung: 0,5–1 %
Sanddornkernöl *Hippophae rhamnoides*	8 % Palmitinsäure, 33 % Linolsäure, 1 % Palmitoleinsäure, 23 % Ölsäure, 32 % α-Linolensäure, 3 % Stearinsäure, Vitamin E	halb trocknend/ langsam	Wirkstofföl; fette Haut, Mischhaut, unreine Haut (Akne), trockene, entzündete Haut, reife Haut Dosierung: 1–3 %
Sanddornöl/ Tresteröl *Hippophae rhamnoides*	23 % Palmitinsäure, 15 % Linolsäure, 20 % Palmitoleinsäure, 24 % Ölsäure, 13 % α-Linolensäure, 1,8 % Stearinsäure, α-Tocopherol	halb trocknend/ mittel	Wirkstofföl; trockene, reife Haut, rissige Haut
Sheanussöl *Butyrospermum Parkii Seed Oil*	50 % Ölsäure, 25 % Stearinsäure, 5 % Palmitinsäure, 7 % Linolsäure	nicht trocknend/ langsam	Basisöl; trockene Haut, reife Haut
Sesamöl *Sesamum indicum*	8 % Palmitinsäure, 6 % Stearinsäure, 39 % Ölsäure, 45 % Linolsäure, Vitamin E, Lecithin, Phytosterole	halb trocknend/ mittel	Basisöl; trockene Haut, reife Haut, schlecht durchblutete Haut
Sojaöl *Glycine max L.*	11 % Palmitinsäure, 54 % Linolsäure, 24 % Ölsäure, 6,4 % α-Linolensäure, 3,6 % Stearinsäure, Lecithin, Phytosterole, Vitamin E	halb trocknend/ mittel	Basisöl; fette Haut, Mischhaut, trockene, reife Haut

Pflanzenöle

Rohstoff	Zusammensetzung	Fetteigenschaft/ Spreitverhalten	Verwendung/ Dosierung
Sonnenblumenöl *Helianthus annuus*	7 % Palmitinsäure, 4 % Stearinsäure, 25 % Ölsäure, 65 % Linolsäure, Vitamin E, Squalan (38 mg/100 g), Lecithin	halb trocknend/ mittel	Basisöl; fette Haut, Mischhaut, normale Haut
Traubenkernöl *Vitis vinifera*	7,4 % Palmitinsäure, 72 % Linolsäure, 15,6 % Ölsäure, 3,9 % Stearinsäure, Vitamin E, Vitamin K, Lecithin	halb trocknend/ mittel	Basisöl; fette Haut, Mischhaut, reife Haut
Walnussöl *Juglans regia L.*	7 % Palmitinsäure, 2 % Stearinsäure, 17 % Ölsäure, 60 % Linolsäure, 13 % α-Linolensäure, Lecithin, Vitamin A, Vitamin E	halb trocknend/ langsam	Basisöl; Mischhaut, trockene, reife Haut
Weizenkeimöl *Tritium kausativum*	18 % Palmitinsäure, 1,3 % Palmitoleinsäure, 1,3 % Stearinsäure, 22 % Ölsäure, 51 % Linolsäure, 6,4 % α-Linolensäure, Vitamin E (217 mg/100 g), Lecithin, Squalan, Provitamin A, Aminosäuren	halb trocknend/ langsam	Basisöl; trockene, reife Haut, Cellulitis
Wildrosenöl *Rosa mosqueta/ Rosa canina*	3,3 % Palmitinsäure, 14,7 % Ölsäure, 45,9 % Linolsäure, 34,2 % α-Linolensäure, Spuren von Transretinolsäure, Mineralien und Aminosäuren	trocknend/ langsam	Wirkstofföl; empfindliche Haut, (sonnen-)geschädigte Haut, Schuppenflechte, Narben, Couperose, reife Haut, trockene Haut, fette Haut, Akne Dosierung: 1–5 %

Emulgatoren

Rohstoff	Verwendung	Verarbeitung	Dosierung
Emulprot *Sodium Citrate, Hydrolysed Milk Protein, Xanthan Gum, Guar Gum, Magnesium Stearate*	Cremes 25–35 % Lipidgehalt; empfindliche Haut, feuchtigkeitsarme Haut, fette Haut	In der 75 °C heißen Fettphase dispergieren, dann unter Rühren Wasserphase zugeben. Kann auch in der Wasserphase dis-pergiert werden. Erste Methode liefert bessere Ergebnisse.	3–5 % plus 3–5 % Fettalkohole
Emulsan *Methyl Glucose Sesquistearate*	Lotion 15–25 % Lipidgehalt, Cremes 25–40 % Lipidgehalt; trockene, feuchtigkeitsarme Haut	Mit der Fettphase schmelzen, auf 70–80 °C erhitzen, bevorzugt One-Pot-Methode.	Lotion 2–3 %; Cremes 4–6 %
Fluidlecithin Super *Lecithin, Carthamus Tinctorius Oil, Glycerin, Caprylic/Capric Triglyceride, Alcohol, Glyceryl Stearate, Ascorbyl Palmitate*	kalt- und warm gerührte Emulsionen vorwiegend für trockene Haut, Co-Emulgator	In der Fettphase erhitzen oder kalt mit der Fettphase mischen.	5–12 %, Co-Emulgator 0,5–3 %
Glycerinstearat SE *Glyceryl Stearate SE*	Lotion 20 % Lipidgehalt, Cremes 25–40 % Lipidgehalt; leichte Cremes und Lotionen bei fetter Haut, feuchtigkeitsarmer Haut, Mischhaut	Mit der Fettphase schmelzen, auf 65–70 °C erhitzen.	Lotion 3 % (plus Stabilisatoren); Cremes 4–7 %
Lamecreme *Glyceryl Stearate, Glyceryl Stearate Citrate*	Cremes von 30–60 % Lipidgehalt; trockene, fettarme Haut	Mit der Fettphase schmelzen, auf 65 °C erhitzen.	Cremes 5–10 %
Lysolecithin *Lecithin/Lysolecithin*	Cremes und Lotionen von 20–45 % Lipidgehalt; fette Haut, Mischhaut, Co-Emulgator für trockene Haut, Badezusätze	In der Fettphase erhitzen oder kalt mit der Fettphase mischen.	2–5 %
Montanov 68 *Cetearyl Alcohol (and) Cetearyl Glucoside*	Lotion 20–25 % Lipidgehalt, Cremes 25–40 % Lipidgehalt; für jede Haut	Mit der Fettphase schmelzen, auf 75 °C erhitzen, bevorzugt One-Pot-Methode.	Lotion 3 %; Creme 4–6 %
Montanov L *C14-22 Alcohol (and) C12-20 Alkyl Glucoside*	Lotion 15–30 % Lipidgehalt; für jede Haut	Mit der Fettphase schmelzen, auf 75 °C erhitzen, bevorzugt One-Pot-Methode.	2–4 %

Emulgatoren

Rohstoff	Verwendung	Verarbeitung	Dosierung
TegoCare CG 90 *Cetearyl Glucoside*	Sprühlotion 10–15 % Lipidgehalt, Lotion 10–25 % Lipidgehalt, Creme 25–35 % Lipidgehalt; für jede Haut	Mit der Wasserphase schmelzen, auf 80 °C erhitzen, Fettphase in Wasserphase gießen, auch One-Pot-Methode.	Sprühlotion 0,5–1 %; Lotion 1 %, Creme: 1–1,5 %
Tegomuls *Hydrogenated Palm Glyceride*	Lotion und Creme 20–35 % Lipidgehalt; normale Haut, fette Haut, Mischhaut mit öliger Tendenz, als Co-Emulgator	Mit der Wasserphase schmelzen, auf 70 °C erhitzen.	Lotion 3,5 % (plus Stabilisatoren), Creme 4–7 %
Tego SMS *Sorbitan Stearate*	W/O-Cremes und Lotionen von 30–45 % Lipidphase, Co-Emulgator für O/W-Emulsionen, für trockene, geschädigte Haut	Mit der Fettphase schmelzen, auf 60–65 °C erhitzen, Wasserphase tröpfchenweise zugeben, moderat rühren (Handmixer, Knethaken), nicht im kalten Wasserbad abkühlen.	4–8 % plus 0,5–1 % O/W-Emulgator
Tegosoft PSE 141 *Sucrose Stearate*	als Co-Emulgator in Cremes mit 25–40 % Lipidgehalt; für trockene, empfindliche Haut	Kann sowohl in der Fettphase als auch in der Wasserphase geschmolzen werden, auf 80 °C erhitzen.	2–5 %
Xyliance *Cetearyl Wheat Straw Glycerides (and) Cetearyl Alcohol*	Lotion 20 % Lipidgehalt, Creme 25–40 % Lipidgehalt; für jede Haut	Mit der Fettphase schmelzen, auf 60–65 °C erhitzen.	Lotion 2 %, Creme 4,5–7 %

Wachse/Fettalkohole

Rohstoff	Schmelzpunkt	Verarbeitung	Dosierung
Beerenwachs *Rhus Verniciflua Peel Wax*	52 °C	Mit der Fettphase schmelzen.	0,5–2 %
Bienenwachs *Cera flava oder Cera alba*	62–65 °C	Mit der Fettphase schmelzen.	0,5–4 %
Candelillawachs *Candelilla Cera*	67–73 °C	Mit der Fettphase schmelzen.	2–10 %

Wachse/Fettalkohole

Rohstoff	Schmelzpunkt	Verarbeitung	Dosierung
Carnaubawachs *Carnauba/Carnauba Cera/Carnauba Wax*	83–87 °C	Mit der Fettphase schmelzen.	2–6 %
Ceralan *Polyglyceryl-3 Beeswax*	63–65 °C	Mit der Fettphase schmelzen.	Ölgele 7–8 %, Emulsionen 2–3 %
Cetylalkohol *Cetyl Alcohol*	49 °C	Mit der Fettphase schmelzen.	0,5–3%
Stearinsäure *Stearic Acid (and) Palmitic Acid*	57 °C	Mit der Fettphase schmelzen.	0,5–2 %
Tegosoft MM *Myristyl Myristate*	40 °C	Mit der Fettphase schmelzen.	1–3 %
Walratersatz *Cetyl Palmitate*	53 °C	Mit der Fettphase schmelzen.	0,5–3 %

Pflanzenbutter

Rohstoff	Zusammensetzung	Fetteigenschaft	Schmelzpunkt	Verarbeitung	Dosierung
Cupuacubutter *Theobroma grandiflorum*	40 % Ölsäure, 33 % Stearinsäure, 7 % Palmitinsäure, 4 % Linolsäure, 11 % Arachinsäure, Tocopherole, 2 % Phytosterole	nicht trocknend	35–37 °C	Fettphase erhitzen, Wasserbad vom Herd ziehen, Butter darin sanft schmelzen.	3–10 %
Kakaobutter *Theobroma cacao*	27 % Palmitinsäure, 34 % Stearinsäure, 33,5 % Ölsäure, 2 % Linolsäure und 0,5 % α-Linolensäure	nicht trocknend	30–35 °C	Fettphase erhitzen, Wasserbad vom Herd ziehen, Butter darin sanft schmelzen.	3–5 %

Pflanzenbutter

Rohstoff	Zusammensetzung	Fetteigenschaft	Schmelzpunkt	Verarbeitung	Dosierung
Mangobutter *Mangifera indica*	6,5 % Palmitinsäure, 42,5 % Stearinsäure, 45 % Ölsäure, 3 % Linolsäure	nicht trocknend	35-40 °C	Fettphase erhitzen, Wasserbad vom Herd ziehen, Butter darin sanft schmelzen.	5-10 %
Sheabutter *Butyrospermum parkii/ Vitellaria paradoxa*	4 % Palmitinsäure, 43 % Stearinsäure, 46 % Ölsäure, 5,6 % Linolsäure, Phytosterine, Wachsester, Vitamin A, E	nicht trocknend	34-38 °C	Fettphase erhitzen, Wasserbad vom Herd ziehen, Butter darin sanft schmelzen.	3-10 %, für Spezialpflege auch pur

Gelbildner

Rohstoff	Verwendung	Verarbeitung	Dosierung
Carboxymethylcellulose (CMC) *Cellulose Gum*	Hydrodispersionsgele bis 25 % Lipidgehalt	1.) Pulver unter Rühren in 50 °C heißes Wasser streuen. 2.) Pulver in Glycerin dispergieren, dann Wasserphase inkl. Wirkstoffe unter sanftem Rühren zugießen, quellen lassen. 3.) Als Stabilisator in O/W-Emulsionen Gel separat herstellen und Emulsion einrühren. Hohe Scherkräfte meiden.	Gelgrundlage 0,8-1,5 %, Stabilisator 0,2-0,5 %
Guarkernmehl *Cyanopsis Tetragonalba*	Gelgrundlagen, Stabilisator für O/W-Emulsionen	1.) Pulver in Weingeist dispergieren, unter Rühren Wasserphase zugießen. 2.) Pulver vor dem Emulgieren in der heißen Fettphase dispergieren.	Gelgrundlage 0,5-1,5 %, Stabilisator 0,1-0,2 %

Gelbildner

Rohstoff	Verwendung	Verarbeitung	Dosierung
Xanthan Standard *Xanthan Gum*	Gelgrundlagen, Stabilisator für O/W-Emulsionen	1.) Pulver in Weingeist dispergieren, unter Rühren Wasserphase zugießen. 2.) Pulver vor dem Emulgieren in der heißen Fettphase dispergieren.	Gelgrundlage 0,8–1 %, Stabilisator 0,1–0,2 %
Xanthan transparent *Xanthan Gum*	Gelgrundlagen, Hydrodispersionsgele mit max. 10 % Lipidgehalt, Stabilisator für O/W-Emulsionen	1.) Pulver unter Rühren in 50 °C heißes Wasser streuen. 2.) Pulver in Glycerin oder Weingeist dispergieren, dann Wasserphase inkl. Wirkstoffe unter sanftem Rühren zugießen, quellen lassen. 3.) Als Stabilisator in O/W-Emulsionen Gel separat herstellen und Emulsion einrühren. Hohe Scherkräfte meiden.	Gelgrundlage 1–1,5 %, Stabilisator 0,2–0,5 %

Wirkstoffe

Rohstoff	Verwendung	Verarbeitung	Dosierung	Besonderheiten
Ätherische Öle	als Wirkstoff für alle Kosmetika (siehe Tabelle), zur Geruchsverbesserung	Ins fertige Produkt einrühren.	0,2–1 %	hitzeempfindlich, öllöslich
Allantoin *Allantoin*	empfindliche Haut, trockene Haut, Akne, Sonnenschutz- und After-Sun-Produkte, Deodorants	In Wasser lösen.	0,1–0,5 %	hitzebeständig, wasserlöslich
Aloevera *Aloe barbadensis*	trockene, feuchtigkeitsarme Haut, rissige Haut, unreine Haut, Sonnenkosmetik, Wund- und Heilsalben bei Hautverletzungen	10-fach-Konzentrat: Ins fertige Produkt einrühren; Pulver 200:1: In Wasser lösen.	10-fach-Konzentrat 1–2 %; Pulver 0,05–0,1 %	hitzeempfindlich, wasserlöslich

Wirkstoffe

Rohstoff	Verwendung	Verarbeitung	Dosierung	Besonderheiten
α-Bisabolol *Bisabolol*	empfindliche Haut, gereizte Haut, unreine Haut, Sonnenmilch, After-Sun-Pflege	Ins fertige Produkt einrühren.	0,2–0,8 %	hitzeempfindlich, öllöslich
Avocadin *Persea gratissima (Avocado) oil and Persea gratissima Avocado oil unsaponifiables*	trockene Haut, geschädigte Haut, Neurodermitis, Schuppenflechte, Sonnenmilch, After-Sun-Pflege	Mit der Fettphase schmelzen.	2–10 %	hitzebeständig, öllöslich
Dermafeel-Öl *Isoamyl Laurate*	Emollient, Spreit- und Einziehhilfe für jede Emulsion und jede Haut	In der Fettphase erhitzen.	2–20 %	hitzebeständig, öllöslich, zu hohe Dosierung verringert die Viskosität der Emulsion.
D-Panthenol 75 *Panthenol*	Cremes und Lotionen für jede Haut	Ins fertige Produkt einrühren.	Lotionen: 0,5–2 %; Cremes: 3–5 %	hitzeempfindlich, wasserlöslich
Ectoln *Ectoin*	Cremes und Lotionen für jede Haut, besonders empfindliche, gestresste Haut, Sonnenschutzcremes	In Wasser lösen.	0,3–2 %	hitzestabil bis 80 °C, wasserlöslich
Elastinpulver P *Hydrolysed Wheat Protein*	reife Haut, trockene, feuchtigkeitsarme Haut	Im Wasser lösen.	0,2–1 %	hitzestabil, wasserlöslich
Farnesol *Farnesol*	Deodorants, Akne	Ins fertige Produkt einrühren.	0,3–0,5 %	hitzeempfindlich, öllöslich
Fruchtpulver	Badezusätze, Gesichtsmasken, Emulsionen	In Wasser lösen oder mit anderen Zutaten trocken mischen.	Emulsion: 0,5–2 %, nach Rezept und Bedarf	wasserlöslich, hygroskopisch, trocken lagern

Wirkstoffe

Rohstoff	Verwendung	Verarbeitung	Dosierung	Besonderheiten
Harnstoff *Urea*	trockene Haut, reife Haut, verhornte Haut, Schuppenflechte, Akne	In Wasser lösen.	2–5 %	hitzeempfindlich, wasserlöslich
Hyaluronsäure *Sodium Hyaluronate*	trockene, feuchtigkeitsarme Haut, reife Haut, Augenpflege	1.) Pulver unter Rühren in handwarmes Wasser streuen. 2.) Pulver in Glycerin oder Weingeist dispergieren, unter Rühren Wasser zugießen, ins fertige Produkt einrühren.	0,1–0,5 %	Hyaluronsäure hochmolekular: Molmasse 1,5 Mio. g/mol, Hyaluronsäure niedermolekular: 8000 bis 27.000 g/mol. Hitzeempfindlich, verträgt hohe Scherkräfte.
Isopropylmyristat *Isopropyl Myristate*	Emollient, Spreit- und Einziehhilfe für alle Emulsionen	Mit der Fettphase erhitzen.	2–15 %	hitzebeständig, öllöslich, Konsistenz mindernd bei zu hoher Dosierung
Lipoderminkonzentrat *Aqua, Lecithin, Alcohol* (Produkt in der Tube) *Aqua, Lecithin, Alcohol Carthamus tinctorius (Safflower) Oil* (Produkt in der Dose)	reife Haut, trockene Haut, feuchtigkeitsarme Haut After-Sun-Pflege, unreine, fette Haut (hoch dosiert).	1.) im Wasser inkl. Wirkstoffe kräftig verquirlen. 2.) mit den Ölen verquirlen.	3–8 %, fette Haut bis 15 %	hitzeempfindlich
Magnesiumsulfat/Bittersalz *Magnesium Sulphate*	Stabilisator für W/O-Emulsionen, Trocknungsmittel für Badesalze	1.) in Wasser lösen, 2.) trocken mit anderen Pulvern mischen.	0,2 %, nach Rezept	
Milchsäure 80%ig *Lactic Acid*	Hydratisierer für jede Haut, pH-Regulator für alle Produkte	Ins fertige Produkt rühren.	0,1–1 %	hitzeempfindlich, wasserlöslich

Wirkstoffe

Rohstoff	Verwendung	Verarbeitung	Dosierung	Besonderheiten
Natriumlaktat 50%ig *Sodium Lactate*	Hydratisierer für jede Haut, pH-Puffer	Zusammen mit Milchsäure ins fertige Produkt einrühren.	2–4 %	hitzeempfindlich, wasserlöslich
Niacinamid *Niacin/Niacinamide*	reife, trockene Haut, fette, unreine Haut	Im Wasser lösen.	2–5 %	hitzebeständig, wasserlöslich
Nuratin P *Hydrolysed Wheat Gluten, Hydrolysed Wheat Protein*	reife, trockene Haut	Im Wasser lösen.	0,5–1 %	hitzeempfindlich, wasserlöslich
Pirocton Olamin *Piroctone Olamine*	Deodorants, Akne, Schuppen	In Weingeist oder Glycerin lösen.	0,1–0,3 %, Shampoo 0,5–1 %	schwer wasserlöslich, in Weingeist klar löslich, hitzeempfindlich
Seidenprotein *Hydrolysed Silk*	reife, faltige Haut, trockene Haut	Ins fertige Produkt einrühren.	2–5 %	hitzeempfindlich, wasserlöslich
SoFi O *Methylbenzylidene Campher*	Sonnenschutzprodukte	In der Fettphase lösen.	max. 6 %; pro % SoFi O im Produkt steigt der LSF um ca. 2.	maximaler Schutzfaktor 12, hitzebeständig, öllöslich
SoFi W 50%ig *Phenylbenzimidazole Sulfonic Acid and Tromethamine*	Sonnenschutzprodukte	Mit Wasser mischen, dann in die Emulsion einrühren.	max. 6 %; pro % SoFi W 50 % im Produkt steigt der LSF um ca. 1	maximal erreichbarer Schutzfaktor 6, wasserlöslich, hitzeempfindlich

Wirkstoffe

Rohstoff	Verwendung	Verarbeitung	Dosierung	Besonderheiten
SoFi Tix Breitband HT *Titanium Dioxide, Zinc Oxide*	Sonnenschutzprodukte	1.) mit einem Teil des Öls eine Paste herstellen, diese mit der Fettphase erhitzen. 2.) Pulver in die heiße Fettphase geben, mit Stabmixer kräftig dispergieren.	5–10 %; pro % SoFi Tix im Produkt steigt der LSF um ca. 2	weder wasser- noch öllöslich, muss sehr fein in der Grundlage verteilt sein
Sodium PCA *Sodium PCA*	trockene, feuchtigkeitsarme Haut, reife Haut, empfindliche Haut	Ins fertige Produkt einrühren.	2–8 %	hitzebeständig bis 70 °C, wasserlöslich, nicht irritierend
Sorbit *Sorbitol*	Hydratisierer für jede Haut	Im Wasser lösen.	1–3 %	hitzestabil, wasserlöslich, kann bei höherer Dosierung klebrig wirken
Squalan *Squalane*	Emollient und Spreithilfe für jede Haut	Mit der Fettphase erhitzen.	1–5 %	öllöslich, hitzebeständig, verbessert das Spreitverhalten von Emulsionen
Totes-Meer-Salz *Maris Sal*	fette Haut, unreine Haut, schuppige Haut, Schuppenflechte, Neurodermitis, Cellulitis	Im Wasser lösen.	0,5–2 %	hitzebeständig
Vitamin-A-Palmitat-Öl *Arachis Hypogaea, Retinyl Palmitate, Tocopherol*	trockene Haut, reife Haut, empfindliche Haut, unreine Haut	In die fertige Emulsion einrühren.	1,5–2,5 %	hitzeempfindlich, öllöslich
Vitamin E/ Vitamin-E-Acetat *Tocopherol/ Tocopheryl Acetate*	für alle Pflegeprodukte, für jede Haut	In die fertige Emulsion einrühren.	1–2 %	hitzeempfindlich, öllöslich

Wirkstoffe

Rohstoff	Verwendung	Verarbeitung	Dosierung	Besonderheiten
Zitronensäurepulver *Citric Acid*	als pH-Regulator, Badezusätze	nach Rezept	nach Rezept	wasserlöslich, hitzeempfindlich, staubt leicht, daher sorgsame Handhabung wichtig
Zitronensäureester *Triethyl Citrate*	Deodorants, Spreithilfsmittel	Mit der Fettphase erhitzen.	1–5 %	hitzebeständig, öllöslich

Tenside

Rohstoff	waschaktive Substanz	pH-Wert	Tensidkategorie
Betain *Cocoamidopropyl Betaine*	30 %	5–6	amphoter
Cocos Glucosid *Coco Glucoside*	51 %	11–12	nicht ionisch
Glycintensid/ Rewoteric AM 2 C NM *Disodium Cocoamphodiacetate*	39 %	8	amphoter
Haarsoft/ Lamesoft PO 65 *Coco Glucoside, Glyceryl Oleate*	35 %	3–4	nicht ionisch
Lamepon S/ Collagentensid *Potassium Cocoyl Hydrolyzed Collagen*	30 %	6–7	anionisch
Lathanol LAL (SLSA) *Sodium Lauryl Sulfoacetate*	65 %	6,5 (bei 3%iger Konzentration)	anionisch
Sanfttensid/Sanfteen *Sucrose Cocoate*	65 %	7–8	amphoter

Ätherische Öle

Normale Haut und Mischhaut	Bergamotte, Clementine, Geranie, Gingergras, Ho-Blätter, Honig, Lavendel, Linaloeholz, Magnolienblätter, Magnolienblüte, Manuka, Narde, Neroli, Orange, Palmarosa, Patschouli, Rosenholz, Sandelholz, Ylang-Ylang
Fette, unreine Haut	Basilikum, Benzoe, Bergamotte, Bergamotteminze, Cajeput, Cistrose, Citronella, Clementine, Eukalyptus, Fenchel, Galbanum, Gingergras, Grapefruit, Immortelle, Jasmin, Kamille blau, Kampfer, Koriandersamen, Krauseminze, Lavandin, Lavendelsalbei, Lemongras, Limette, Litsea, Lorbeer, Mandarine, Manuka, Muskatellersalbei, Myrte, Nanaminze, Niaouli, Orange, Petitgrain, Pfefferminze, Rosmarin, Salbei, Speiklavendel, Teebaum, Thymian
Trockene Haut	Benzoe, Frangipani, Jasmin, Karottensamen, Linaloeholz, Magnolienblüte, Mairose, Marokkanische Kamille, Melisse, Patschouli, Römische Kamille, Rose, Rosenholz, Sandelholz, Vanille, Verbene, Vetiver, Weihrauch
Empfindliche Haut	Deutsche Kamille, Immortelle, Jasmin, Johanniskraut, Linaloeholz, Mairose, Marokkanische Kamille, Melisse, Neroli, Römische Kamille, Rose, Schafgarbe
Reife Haut	Basilikum, Bergamotte, Blutorange, Cistrose, Elemi, Fenchel, Frangipani, Galbanum, Grapefruit, Iris, Johanniskraut, Karottensamen, Linaloeholz, Magnolienblüte, Mairose, Marokkanische Kamille, Muskatellersalbei, Myrrhe, Myrte, Narde, Neroli, Orange, Patschouli, Rose, Rosenholz, Vetiver, Wacholder, Weihrauch

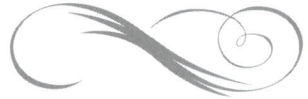

Anhang

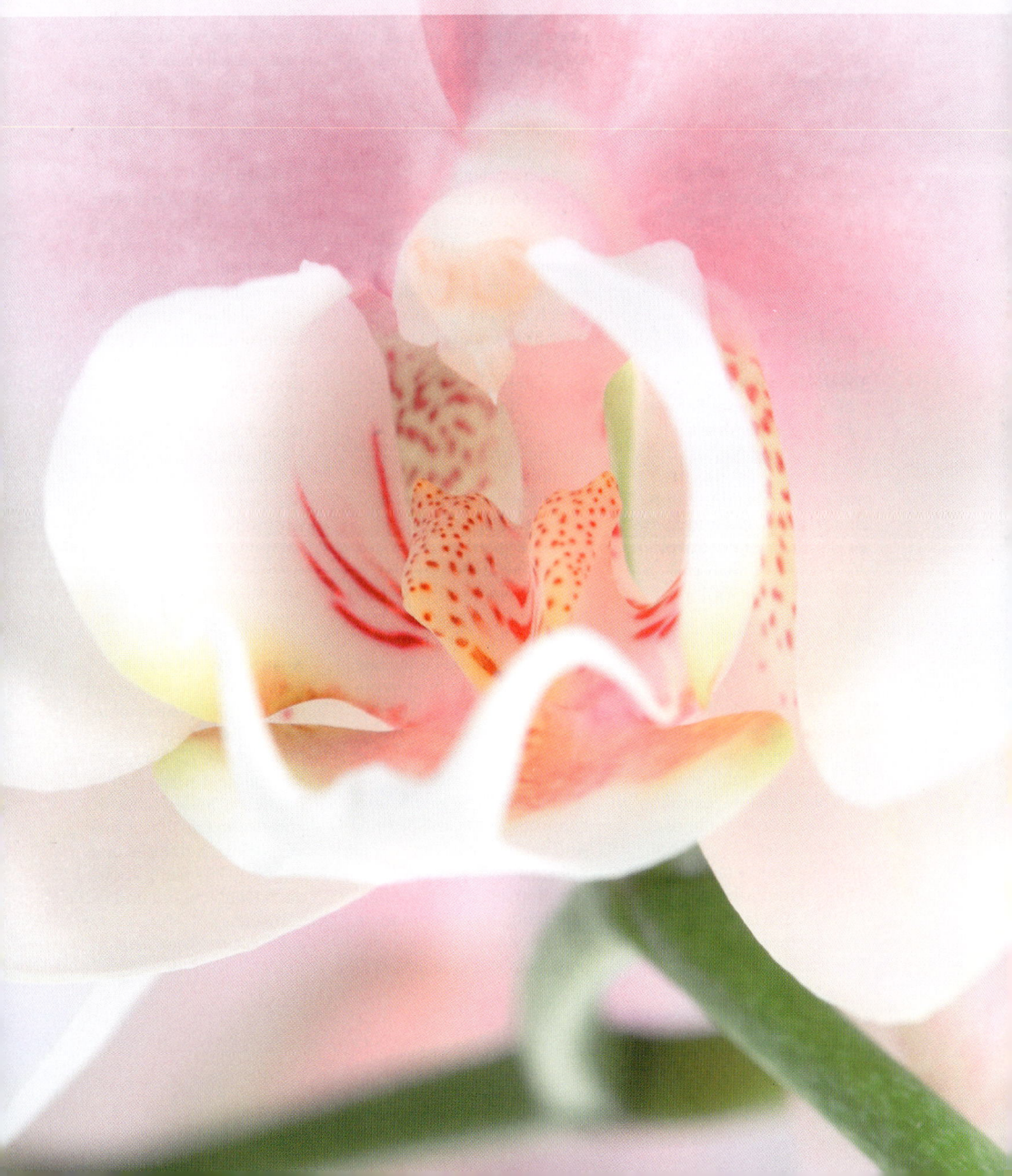

Bezugsquellen

aleXmo-cosmetics
Umfangreiches Sortiment an kosmetischen Rohstoffen. Darunter einige Besonderheiten, die nur selten erhältlich sind wie z. B. Sodium PCA, Euxyl PE 9010 (Chemikons 9010), Tegosoft MM, TegoCare CG90 usw.
www.alexmo-cosmetics.de

Aroma-Zentrum
Alles rund um das Thema Aroma: ätherische Öle, Hydrolate, Pflanzenöle und Kräuter. Die wichtigsten Basisrohstoffe zur Kosmetikherstellung und Zubehör runden das Sortiment ab.
www.aroma-zentrum.de

Allerlei Praktisches
Online-Shop in der Schweiz; klassische Rohstoffe für Kosmetik- und Naturseifenherstellung, Seifenformen, große Auswahl an Parfümölen aus USA und anerkannter Händler der Produkte von Aroma-Zone, Frankreich. Lieferung auch nach Deutschland.
www.allerlei-praktisches.ch

BaccaraRose
Klassische Kosmetikrohstoffe wie ätherische Öle, Pflanzenöle, (viele auch in Bio-Qualität) Emulgatoren, Hydrolate, Kräuterextrakte, Gelbildner (z. B. Cellulose), Wirkstoffe, außergewöhnliche Lebensmittelaromen, Lebensmittelfarben usw. Lieferung in alle EU-Länder.
www.baccararose.de

behawe Naturprodukte
Umfangreiches Sortiment kosmetischer Rohstoffe wie z. B. Pflanzenöle, Emulgatoren, Tenside, Pflanzenbutter, Wirkstoffe (u. a. auch Ectoin), Konservierungsstoffe (u. a. auch Euxyl K 700), ätherische Öle usw. Kosmetikverpackungen und Zubehör runden das Sortiment ab. Lieferung in alle EU-Länder und die Schweiz.
www.behawe.com

Biologie Bedarf Thorns
Online-Shop für Laborbedarf, ob Fantaschale, Uhrgläser, pH-Teststreifen oder Bechergläser – hier finden Sie die wichtigsten Utensilien.
www.biologie-bedarf.de

Cosmopura
Umfangreiches Sortiment an Seifenformen aus den USA. Zudem eine große Auswahl kosmetischer Rohstoffe (auch Bio-Öle), Probiergrößen, ätherischer Öle, Verpackungsmaterial, Rühr-Werkzeuge und Zubehör. Europaweite Lieferung in alle EU-Länder und in die Schweiz.
www.cosmopura.de

cmd-Naturkosmetik
Online-Shop für zertifizierte Naturkosmetik; im Sortiment sind auch einige ausgewählte Rohstoffe wie z. B. ätherische Öle, Konservierungsstoffe, die Emulgatoren Montanov 68 und Montanov L.
www.cmd-natur.de

Dragonspice Naturwaren
Umfangreiches Sortiment kosmetischer Rohstoffe. Hier finden Sie klassische Zutaten wie Pflanzenöle, Emulgatoren, Wirkstoffe, Hydrolate, Tenside, CO_2-Extrakte (darunter auch Flavoxan 14), ätherische Öle, Fruchtpulver uvm.
www.dragonspice.de

Essenze pur
Außergewöhnlich große Auswahl an ätherischen Ölen und Hydrolaten, weiterhin Pflanzenöle auch in Bio-Qualität und einige ausgewählte Rohstoffe für Naturkosmetik, Lieferung in alle EU-Länder und in die Schweiz.
www.essence.de

Kern & Sohn GmbH
Hochwertige Labor- und Schulwaagen und Messtechnik. Empfehlenswert für die Kosmetikküche ist hier das Einsteigermodell EMB Schulwaage. Sie ist in verschiedenen Ausführungen erhältlich.
www.kern-sohn.com

Kosmetikmacherei
Online-Shop in Österreich; umfangreiches Sortiment kosmetischer Rohstoffe, Pflanzenöle, darunter auch Spezialöle, Farben und Pigmente, Seifenzubehör, ätherische Öle, Parfümöle, Verpackungsmaterial und Zubehör, Lieferung auch nach Deutschland und in die Schweiz.
www.kosmetikmacherei.at

Bezugsquellen

Manske GmbH
Pflanzenöle auch in Bio-Qualität, Buttern und Wachse, einige ausgewählte Rohstoffe für Kosmetik wie z. B. Montanov 68.
www.gisellamanske.com

Mit allen 5 Sinnen
Online-Shop für Kosmetikrohstoffe und Zubehör. Im Angebot sind die wichtigsten Basisrohstoffe für Naturkosmetik, Pflanzenöle, reichhaltige Auswahl ätherischer Öle und Lebensmittelaromen, nützliches Zubehör wie Cremetiegel, Lotionflaschen und Arbeitsmaterialien.
shop.mitallen5sinnen.de

Omikron
Breites Sortiment kosmetischer Rohstoffe, Kosmetikfarben und Pigmente, ätherische Öle und Zubehör, Feinchemikalien, hier finden Sie z. B. auch Ascorbylpalmitat und Niacinamid.
www.omikron-online.de

Pura Natura
Breites Sortiment an Kosmetikrohstoffen zu Hobbythekthemen, ätherische Öle, Parfümöle, Verpackungsmaterial und Zubehör.
www.pura-natura.com

Reike Naturrohstoffe
Umfangreiches Sortiment an ätherischen Ölen, Hydrolaten und Pflanzenölen, ausgewählte Rohstoffe für Naturkosmetik.
www.naturrohstoffe.de

Shea WaLe Sheabutter-Ghana
Native, traditionell hergestellte Sheabutter aus Ghana, zur aktuellen Charge ist ein Analysezertifikat online verfügbar.
www.sheabutter-ghana.de

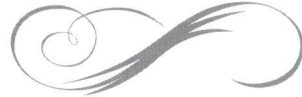

Literatur

Brigitte Bräutigam: Lexikon der kosmetischen Rohstoffe.
Norderstedt 2010, ISBN 978-3-8391-3136-7

Brigitte Bräutigam: Lotion, Creme & Badeschaum. Natürliche Kosmetik selber machen.
Norderstedt 2010, ISBN 978-3-8391-9998-5

Monika Werner, Ruth von Braunschweig: Praxis Aromatherapie.
Grundlagen – Steckbriefe – Indikationen.
Stuttgart, 2009, ISBN 978-3-8304-7299-5

Eliane Zimmermann: Aromatherapie.
Die Heilkraft ätherischer Pflanzenöle.
München 2008, ISBN 978-3-7205-5036-9

Eliane Zimmermann: Aromatherapie für Pflege- und Heilberufe.
Stuttgart 2011, ISBN 978-3-8304-7414-2

Internetadressen

Beautykosmos
Von der Hauptseite gelangt man zum Kosmos-Wiki, dahinter verbirgt sich eine große Wissensdatenbank zu kosmetikrelevanten Themen. Im Teststern Galactica schreiben Mitglieder ihre Testberichte zu Kaufkosmetik nieder. Der wahre Treffpunkt ist das Forum. Hier wird Ihnen von vielen netten Userinnen geholfen, wenn Sie mal Probleme in Ihrer Rührküche haben.
www.beautykosmos.de

Hobby-Kosmetik
Die Autorin im Internet. Die gut frequentierte Website von Brigitte Bräutigam dient seit 2002 dem interessierten Laien als fundierte Informationsquelle für selbst gemachte Kosmetik. Im Lexikon wird eine Fülle von Kosmetikrohstoffen erklärt. Hier finden Sie ebenso Kurzporträts zu bewährten Hobbythek-Rohstoffen wie auch zu interessanten, modernen Zutaten. Das Rezeptbuch bietet Einsteigern und Fortgeschrittenen viele Anregungen für ihre Pflegeprodukte. Ätherische Öle und eine Anleitung zur Herstellung von Naturparfüms runden das umfangreiche Angebot ab.
www.hobby-kosmetik.de

Aromapraxis
Aromatherapie-Dozentin und Buchautorin Eliane Zimmermann und ihr Team vom Institut AiDA Aromatherapy International führen Sie durch die einzigartige Welt der natürlichen ätherischen und fetten Pflanzenöle. Von der Hauptseite gelangen Sie zum Blog, dort werden regelmäßig aktuelle Duft-Themen vorgestellt.
www.aromapraxis.de

Bio-Kosmetika
Bio-Kosmetika ist zwar in erster Linie ein in Österreich beheimateter Webshop für Naturkosmetik. Doch auch als Selbstrührer profitiert man vom Serviceangebot der Website. Hier finden Sie einen INCI-Tester, der die Inhaltsstoffe Ihrer Kosmetikprodukte beurteilt.
www.bio-kosmetika.com

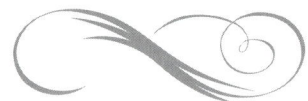

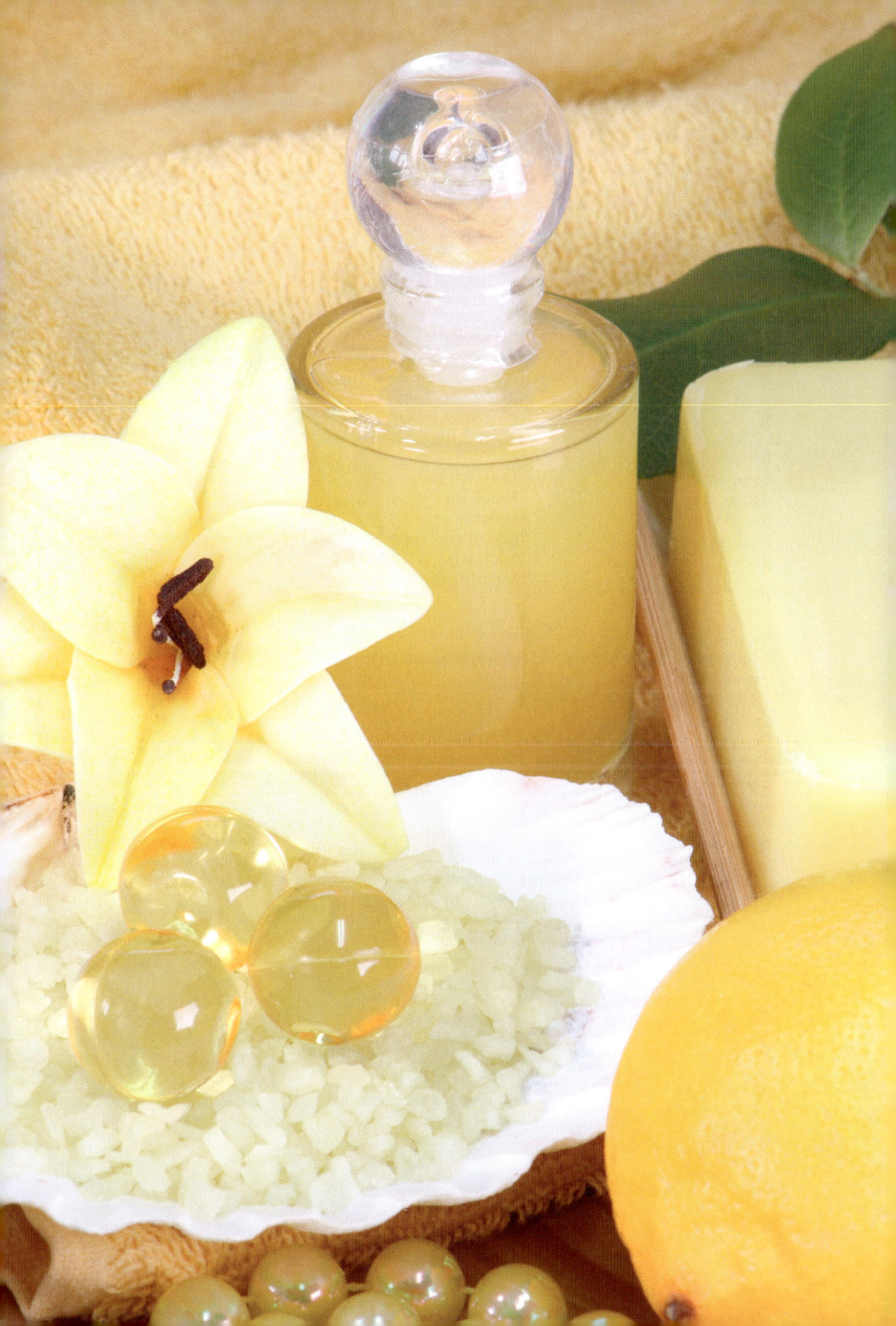

Index

A

Allantoin 128
Aloeveraöl 117
Andirobaöl 117
Aprikosenkernöl 117
Arganöl 117
Ätherische Öle 134
Avellanaöl 117
Avocadin 129
Avocadoöl 117

B

Babassuöl 118
Beerenwachs 125
Betain 133
Bienenwachs 125
Bisabolol 129
Borretschsamenöl 118

C

Calendulaöl 118
Calophyllumöl 118
Camelliaöl 118
Candelillawachs 125
Carboxymethylcellulose 127
Carnaubawachs 126
Ceralan 126
Cetylalkohol 126
CMC 127
Cocos Glucosid 133
Collagentensid 133
Cupuacubutter 126

D

Dermafeel-Öl 129
Distelöl 119
D-Panthenol 75 129

E

Ectoin 129
Elastinpulver P 129
Emulprot 124
Emulsan 124
Erdnussöl 119

F

Farnesol 129
Fluidlecithin Super 124
Fruchtpulver 129

G

Glycerinstearat SE 124
Glycintensid 133
Granatapfelsamenöl 119
Guarkernmehl 127

H

Haarsoft 133
Hanföl 119
Harnstoff 130
Haselnussöl 119
Holundersamenöl 119
Hyaluronsäure 130

I

Isopropylmyristat 130

J

Johannisbeersamenöl 119
Johanniskrautöl 120
Jojobaöl 120

K

Kakaobutter 126
Kamillenöl 120
Kiwisamenöl 120
Kokosöl 120
Kukuinussöl 120

L

Lamecreme 124
Lamepon S 133
Lamesoft PO 65 133
Lathanol LAL 133
Lipoderminkonzentrat 130
Lysolecithin 124

M

Macadamianussöl 121
Magnesiumsulfat 130
Mandelöl 121
Mangobutter 127
Marulaöl 121
Milchsäure 130
Mohnsamenöl 121
Montanov 68 124
Montanov L 124

N

Nachtkerzenöl 121
Natriumlaktat 131
Neutralöl 121
Niacinamid 131
Nuratin P 131

O

Olivenöl 121

P

Pfirsichkernöl 121
Pflaumenkernöl 122
Pirocton Olamin 131

R

Reiskeimöl 122
Rewoteric 133
Ringelblumenöl 118

S

Sanddornfruchtfleischöl 122
Sanddornkernöl 122
Sanfteen 133
Sanfttensid 133
Seidenprotein 131
Sesamöl 122
Sheabutter 127
Sheanussöl 122
SLSA 133
Sodium PCA 132

SoFi O 131
SoFi Tix 132
SoFi W 50%ig 131
Sojaöl 122
Sonnenblumenöl 123
Sorbit 132
Squalan 132
Stearinsäure 126

T

TegoCare CG 90 125
Tegomuls 125
Tego SMS 125
Tegosoft MM 126
Tegosoft PSE 141 125

Totes-Meer-Salz 132
Traubenkernöl 123

U

Urea 130

V

Vitamin-A-Palmitat 132
Vitamin E 132

W

Walnussöl 123

Walratersatz 126
Weizenkeimöl 123
Wildrosenöl 123

X

Xanthan 128
Xyliance 125

Z

Zitronensäure 133
Zitronensäureester 138

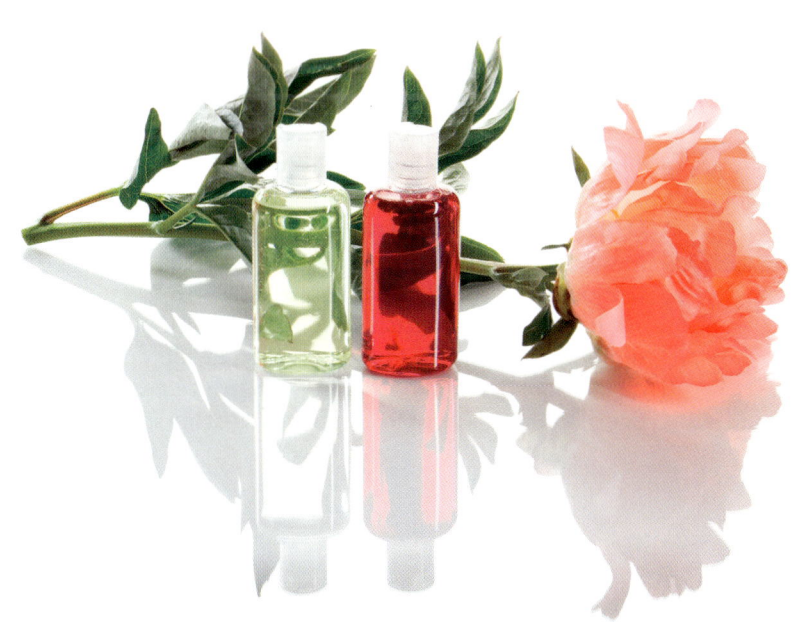

Die Autorin

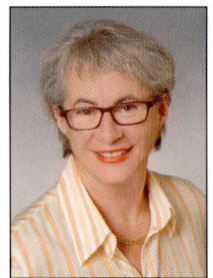

Ein trüber Tag im November 1992 stellte mein Leben völlig auf den Kopf. Durch Zufall stieß ich auf eine TV-Sendung der Hobbythek. Jean Pütz, der Vater der selbst gemachten Kosmetik, stellte damals seinen Parfümbaukasten vor. Er zeigte, wie man mit einfachen Duftbasen eigene Parfümkreationen zaubern kann. Meine Augen klebten förmlich am Bildschirm, so sehr faszinierte mich dieses Thema. Das Buch zur Sendung und diesen Parfümbaukasten musste ich unbedingt haben. Einige Monate lang roch ich mich durch die Düfte und legte das Buch kaum mehr aus der Hand. In einem Nebensatz erwähnte Jean Pütz, dass man mit diesen Parfüms auch selbst gemachte Cremes beduften kann. Diese Worte brachten den Stein ins Rollen. Nur, zu diesem Zeitpunkt ahnte ich noch nicht, wie sich die Dinge entwickeln sollten. Voller Erwartung trug ich damals die ersten Rohstoffe nach Hause und präsentierte stolz der Familie meine ersten Cremes. Seitdem hat mich dieses faszinierende Hobby nicht mehr losgelassen. Meine Experimentierfreude ließ nach und nach eigene Konzepte und Rezepte zur Herstellung von Naturkosmetik entstehen.

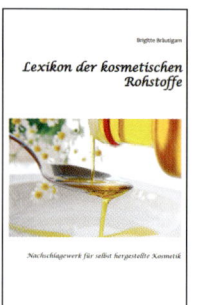

Im März 2002 fasste ich den Entschluss, mit meiner Internetpräsenz Hobby-Kosmetik.de an die Öffentlichkeit zu gehen. Binnen kurzer Zeit entwickelte sie sich zu einer der bekanntesten Internetadressen zum Thema »Kosmetik selber machen«. Es folgten Anfragen von Firmen zur Entwicklung individueller Rezepturen für die Bereiche Kosmetik, Wellness und Duft. Im Januar 2010

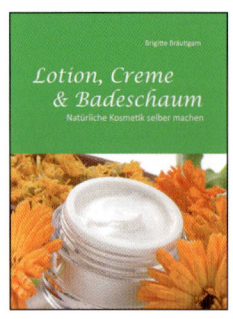

veröffentlichte ich mein erstes Buch »Lexikon der kosmetischen Rohstoffe« (ISBN 978-3-8391-3136-7) im Verlag Books on Demand. Wenige Monate später, im September 2010, erschien im gleichen Verlag das Einsteigerbuch »Lotion, Creme & Badeschaum« (ISBN 978-3-8391-9998-5). Mit umfangreichem Basiswissen über Hautfunktionen, Emulsionen, Kosmetikrohstoffe und vielen Rezepten richten sich meine Bücher vor allem an interessierte Laien, die hochwertige, natürliche Kosmetik zu Hause selbst herstellen möchten.